脳卒中後の自動車運転再開の手引き

改訂第2版

武原 格　一杉正仁　渡邉 修 編著

JN003017

医歯薬出版株式会社

This book was originally published in Japanese
under the title of :

NŌSOTCHŪGO-NO JIDŌSHAUNTENSAIKAI-NO TEBIKI
(Guide for Vehicle Driving Resumption after Stroke)

Editors :
TAKEHARA, Itaru
Department of Rehabilitation Medicine,
Tokyo Metropolitan Rehabilitation Hospital
HITOSUGI, Masahito
Professor, Department of Legal Medicine,
Shiga University of Medical Science
WATANABE, Shū
Professor, Department of Rehabilitation Medicine,
The Jikei University School of Medicine Daisan Hospital

© 2017 1 st ed.
© 2024 2 nd ed.

ISHIYAKU PUBLISHERS, INC.
7-10, Honkomagome 1 chome, Bunkyo-ku,
Tokyo 113-8612, Japan

第２版刊行に寄せて

初版の『脳卒中後の自動車運転再開の手引き』は幸いにも多くの読者に歓迎された．本書は，脳卒中患者の運転再開支援にかかわる医療関係者の方々のハンディな入門書としての役割を果たしてきた．今では，脳卒中後の患者を安全に交通社会に復帰支援させることは，リハビリテーション医療の一環として重要であると正式に認知されている．以前は研究会組織であった日本安全運転・医療研究会も学会化し，日本安全運転医療学会へと発展した．このような潮流に伴い，脳卒中患者の運転再開支援を行う病院が全国的に増え，ドライビングシミュレーターの導入や自動車教習所との連携などが進んでいる．しかし，実際に支援を開始してみると，さまざまな問題に直面し難渋しているという話も聞く．

本書も初版から約７年が経過し，この間に新しい知見が増え，修正を入れて改訂する運びとなった．運転再開支援は，医療関係者だけでできるものではなく，自動車教習所，自動車メーカー，自動車改造メーカーなど多くの関係者との連携・協力が必須な「社会横断的多職種連携」である．そのため，運転再開支援に必要な自動車改造や，自動車教習所との連携の項目を新たに追加した．実際の運転再開支援の実態については，病院における具体的な支援の実例に加えて，地域における運転再開支援の実際や日本版 MaaS（Mobility as a Service），自動運転についても触れた．初版同様多くの column を用意し，知識の補強に役立てられるようにした．

また第 2 版では新たに，本書で参考にした運転再開関連の WEB サイトを一覧にまとめた．スマートフォンで QR コードを読み込むことで，容易に各 WEB サイトにアクセスすることが可能である．

第 2 版もこれまで通り常にポケットに入れて，臨床現場で役立つマニュアルとしてご活用いただければ幸いである．

2024 年 5 月

武原　格
一杉正仁
渡邉　修

はじめに（第１版）

近年，認知症やてんかん，睡眠時無呼吸症候群などの疾病に起因した交通事故が頻発し，社会的注目を集めている．このなかには，適切に疾病をコントロールしていれば，安全運転が可能であったものも少なくない．脳卒中患者は，高血圧，糖尿病，高脂血症などを適切にコントロールする必要がある．さらに，脳卒中後には麻痺や失調，感覚障害，失語症，高次脳機能障害など多彩な障害が生じるが，生じる障害やその重症度も患者ごとに異なる．さらにてんかんのリスクや，視野障害など新たな医療的管理も求められる．そのため，脳卒中患者をどのように評価，訓練したら安全に自動車運転を再開させることができるのかについては，長年手つかずの領域であった．

しかし近年，脳卒中患者を適切に評価，訓練することで安全に自動車運転を再開できるという報告が増加し，リハビリテーション領域では急速に関心が高まっている．そのため，多くの教育講演やシンポジウムが各学会で開催され，各地域で研究会も立ち上がっている．さらに，障害者の自動車運転に関する成書もいくつか発刊されてきた．しかしその大きさはコンパクトとは言い難く，臨床現場に持ち運ぶには不便な点があった．

そこで今回，臨床現場に携帯しやすいサイズで，『脳卒中後の自動車運転再開の手引き』を発行することができた．執筆者の選定にあたっては，新しい分野であり，まだ多くの未解決な課題も残っているなか，精力的に臨床活動を行っている方々にお願いした．お忙しい時間のなかで，編者の意図をご理解いただき大変わかりやすく，ハイレベルでコンパクトにまとまった玉稿をいただくことができた．この場を借りて御礼申し上げる．リハビリテーション領域において，脳卒中患者の自動車運転は安易に許可するものでも，一概に禁止するものでもない．適切に疾病コントロールがなされたうえで，リハビリテーションにより安全運転ができるまで身体機能，高次脳機能を高め，運転免許センターにて適性相談・適性検査を受検するというプロセスをつくることが重要である．また，道路交通法をはじめとした法的知識は運転再開支援には欠かせない．運転再開支援は職種の垣根を越えたアプローチが重要である．未解決のことばかりであるが，本書が脳卒中患者の自動車運転再開支援の手引きになり，安全な交通社会復帰への一助となることを希望する．

2017 年 10 月

武原　格　一杉正仁　渡邉　修

脳卒中後の自動車運転再開の手引き 改訂第2版

Contents

執筆者一覧

●編集

武原《たけはら》　格《いたる》　東京都リハビリテーション病院リハビリテーション科

一杉《ひとすぎ》　正仁《まさひと》　滋賀医科大学社会医学講座法医学部門

渡邉《わたなべ》　修《しゅう》　東京慈恵会医科大学附属第三病院リハビリテーション科

●執筆

井上《いのうえ》　拓也《たくや》　公立甲賀病院循環器内科

牛場《うしば》　直子《なおこ》　世田谷記念病院リハビリテーション科

大場《おおば》　秀樹《ひでき》　東京都リハビリテーション病院作業療法科

小林《こばやし》　康孝《やすたか》　福井医療大学

杉山《すぎやま》　光一《こういち》　有限会社フジオート

高相《たかそう》　真鈴《まりん》　滋賀医科大学社会医学講座法医学部門

竹田《たけだ》　有沙《ありさ》　滋賀医科大学社会医学講座法医学部門

武原《たけはら》　格《いたる》　編集に同じ

馬場《ばば》美年子《みねこ》　慶應義塾大学総合医科学研究センター

一杉《ひとすぎ》　正仁《まさひと》　編集に同じ

平野《ひらの》　正仁《まさひと》　東京都リハビリテーション病院理学療法科

廣澤《ひろさわ》　全紀《まさき》　東京都リハビリテーション病院理学療法科

松井《まつい》　靖浩《やすひろ》　自動車技術総合機構 交通安全環境研究所

森《もり》　早穂《さほ》　コヤマドライビングスクール二子玉川

渡邉《わたなべ》　修《しゅう》　編集に同じ

（五十音順）

1 脳卒中患者への運転再開支援の重要性と最近の動向

本項のポイント

- ◇ 自動車運転再開支援は社会的ニーズである.
- ◇ 今後さらに多くの脳卒中患者に対し，運転再開の可能性やその安全性について検討を行うことが必要である.
- ◇ 医療および介護保険制度においても自動車運転再開は支援されている.

東京都リハビリテーション病院リハビリテーション科 武原 格

◇社会的ニーズである自動車運転再開支援

近年リハビリテーション領域において，脳卒中患者に対する運転再開支援が活発化し注目を集めるようになってきた．脳卒中患者のリハビリテーション医療の目標は，麻痺や失語症などの機能的改善を目指すことはもちろんであるが，歩行や ADL の自立を目指し，可能であれば復職を目指すというものである．しかし，改めて実際の患者に対し在宅復帰，社会復帰に向けた支援を行うと，従来のリハビリテーション訓練だけでは，自宅退院，復職が困難なことに気づく．

つまり，たとえ杖や装具を用いて屋外歩行自立になったとしても，近くのスーパーマーケットやコンビニエンスストアまで車で10分かかると言われた場合，誰が車を運転するのかが問題となる．自動車を運転して脳卒中患者の生活を支援し，通院などの援助を行う人がいる場合はよいが，必ずしもそうとは限らない．あるいは，脳卒中患者自身が病前家庭内で自動車を運転していた中心人物であったかもしれない．

また，復職を検討する際，自動車運転は重要な要素となる．仕事場への通勤，営業や荷物の運搬など仕事での利用，バスやタクシーなどの職業運転者など，自動車運転が仕事に必要となるケースは少なくない．

脳卒中患者が自動車運転再開を行う場合，臨時適性検査を受検し，医師の診断書の提出が求められる．その際，何をもって自動車運転再開を許可する，あるいは許可しないと判断するのか困惑する医師が多いのが現状である．そのため，最近では各地で研究会が立ち上がり，またいくつかの研究会が統合され，より大きな組織となり，さらに新たな学会の設立という発展を遂げている．

このような社会的背景から，患者の生活を支援する立場であるわれわれリハビリテーション医療従事者が，脳卒中患者の自動車運転再開支援を行わないわけにはいかないというのが現実である．

◇脳卒中患者の自動車運転再開の可能性

脳卒中データバンク2021では，脳梗塞患者123,488例について解析がなされ，病型別退院時 modified Rankin Scale（mRS，表）で0～1と評価された患者はラクナ梗塞では56.2%，アテローム血栓性脳梗塞では38.2%，心原性脳塞栓では28.4%であった[1]．脳梗塞の年齢別発症頻度では，中央値は72歳であるが，最多の病型は60歳代以下の若年群ではラクナ梗塞である[2]．このことから，日常生活に支障をきたさないラクナ梗塞は，60歳代以下の若年群に多くみられるということがわかる．こういった人々が仕事や日常生活で車の運転を希望することは多いと思われ，それを安全に支援する役割がわれわれ医療者にあると考える．さらに実際には歩行が自立しているmRS 3まで運転可能な人がいると考えられる．mRSが0～3までなら，ラクナ梗塞は83.6%，アテローム血栓性脳梗

表　日本版 modified Rankin Scale (mRS)

Grade 0	**まったく症状がない**
Grade 1	**症状はあるが特に問題となる障害はない** (通常の日常生活および活動は可能)
Grade 2	**軽度の障害** (以前の活動は障害されているが，介助なしに自分のことができる)
Grade 3	**中等度の障害** (なんらかの介助を必要とするが，介助なしに歩行可能)
Grade 4	**比較的高度の障害** (歩行や日常生活に介助が必要)
Grade 5	**重度の障害** (ベッド上生活，失禁，常に看護や注意必要)
Grade 6	**死亡**

(小林，2015)[7]

塞は67.4%，心原性脳塞栓は50.8%となり，さらに対象患者は増える．

年齢別にみてみると，mRS 0～3と評価された患者は44歳以下の若年者では86.2%，45～64歳の壮年では84.6%であり[1]，生産年齢では80%以上の人で運転再開について評価や訓練を行う必要がある．

脳出血は2000～2018年の期間に32,421例を4～7年の期間で区切り解析がなされており，mRS 0～3と評価された患者は，40.3～43.9%であった[1]．つまり，脳出血においても40%以上の患者において，運転を行える可能性があるといえるだろう．

年齢別にみてみると，mRS 0～3と評価された患者は44歳以下の若年者では63.3%，45～64歳の壮年では52.7%であり[1]，脳出血においても生産年齢では50%以上の人で運転再開について評価や訓練を行う必要がある．

脳卒中データバンクは，急性期病院退院時点での評価であり，急性期治療後リハビリテーション病院に転院しさらに機能改善が図られると，脳出血・脳梗塞ともに運転再開評価や訓練の対象者はさらに増える．

このように，本来ならばより多くの患者に対しわれわれは介入し，運転再開の可能性やその安全性について検討を行うことが望まれる．

◎支援体制構築の必要性

自動車運転再開支援が行われていなかった2006年4月1日から2008年2月29日までの間に，東京都リハビリテーション病院から自宅に退院した脳卒中患者525人を対象に，自動車運転に関するアンケート調査を行った[3)]．216人から有効回答が得られ，脳卒中発症前に運転していた人は118人いたが，退院後自動車を運転していた人は42人であった．そのうち1人は，脳卒中後に自動車運転免許を取得していた．脳卒中発症前に運転をしていた118人のうち，82人（約70%）は退院前に自動車の運転を再開したいと考えていた．その理由としては，「移動手段として必要」「趣味やレジャーに利用」「仕事で必要」が多かった（複数回答）（図1）．

脳卒中後自動車運転を行っている42人に，運転を行うことについての相談相手を調査したところ，「家族」が16人と最も多く，次いで「医師」と，同数で「誰にも相談していない」であった．つまり，運転再開支援を行わずに適切な情報を患者に提供しなければ，患者自身の判断で運転を再開してしまう危険性があり，交通事故を未然に防ぐためには，医療者の積極的関与が必要であることが浮き彫りとなった．また実際に運転している脳卒中患者の運転目的を調査すると，複数回答で「買い物」が1番で，次いで「仕事」と「レジャー」であった（図2）．東京都という公共交通機関が発達している地域でさえ，日常生活に自動車が利用されていることから，公共交通機関が発達していない地域では，自動車運転ができるかが

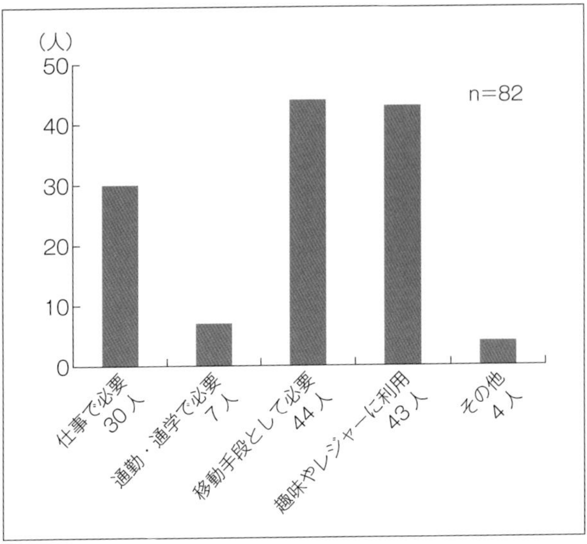

図1　退院前の自動車運転を再開したい理由

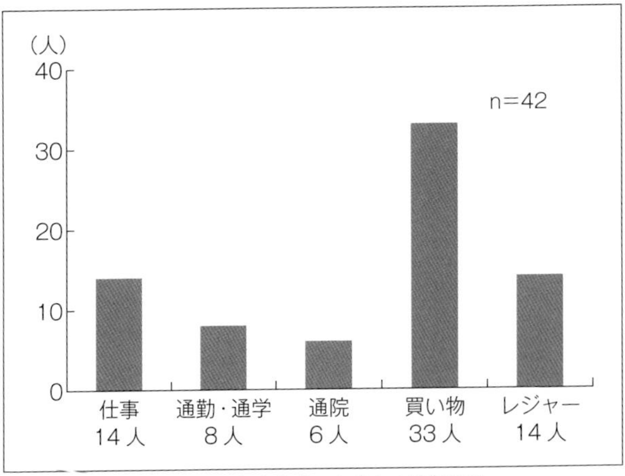

図2　運転を行っている脳卒中患者の自動車の使用目的

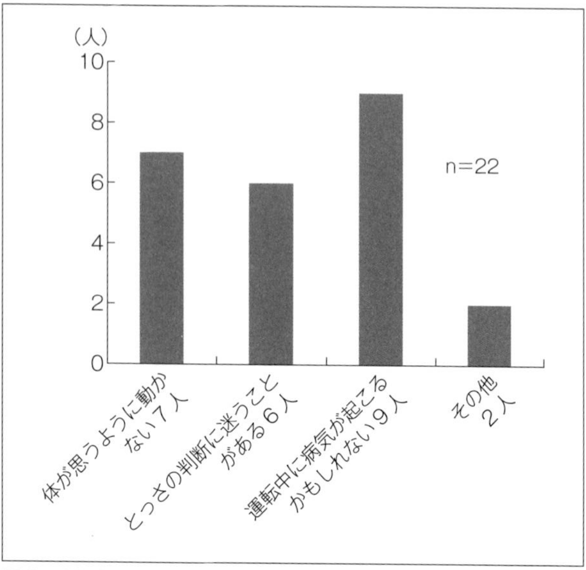

図３　運転を行っている脳卒中患者の自動車運転に関する不安の内容

自宅で生活できるかに直結している．

運転に関する不安については，運転している42人のうち，約半数の22人が不安を感じており，その理由として，「運転中の病気発症」が1番であった（複数回答）（図3）．運転を行っている脳卒中患者の約半数は常に不安を感じており，それは医療的問題を含んだ不安である．運転再開前に医療者が不安軽減のために患者自身だけでなく，家族も含めて相談できる機会を設けることが重要であろう．

自動車運転に関して必要と思われる支援については，運転に関する相談や講習といった知識に関することが最も多く，次いでドライビングシミュレーターや実車教習といった運転技能の支援であった[4]．

これらのことから，脳卒中患者が自動車運転再開を自分だけの判断で行わないように，医療者が積極的に介入し，自動車運転に必要な情報提供と，運転技能を評価できる環境整備が重要である．

実際に自動車運転再開の診断書を記載する場合も，全身状態や身体機能および認知機能などの評価に加え，ドライビングシミュレーター（図 4, 5）や教習所での自動車運転場面を評価することが望ましい．十分な支援体制が整った病院はまだまだ少ないが，確実に増加傾向にある．これからのリハビリテーション医療において重要な一分野になるため，支援体制を構築することは不可欠である．

◇疾病と自動車運転に関する最近の関連法規

2011 年 4 月 18 日栃木県鹿沼市において，てんかん患者がクレーン車を運転中にてんかん発作を生じ，児童が死亡する事故が生じた．その後，京都府祇園においても，てんかん発作が原因と思われる死傷事故があった．その後も病気が原因と思われる交通事故報道が続き，社会的に疾病と自動車運転の関係について注目を集めるようになった．そして，2014 年 6 月 1 日に改正道路交通法が施行された．

また，認知症についても高齢運転者による交通事故が多いことから，2009 年に道路交通法（以下，道交法）が改正された．アルツハイマー型認知症，血管性認知症，前頭側頭型認知症，レビー小体型認知症の場合は，自動車運転免許の取得および更新はできないこととなった．しかし，その後も認知機能が低下した高齢運転手による交通事故が多かったため，2017 年 3 月 12 日より高齢運転者に関する交通安全対策についての規定を整備し施行された．2022 年 5 月 13 日に改正された道交法では，認知機能検査が変更され，それに伴い「認知機能の低下のおそれなし」「認知機能の低下のおそれ」「認知症のおそれ」の 3 分類が，「認知症のおそれなし」「認知症のおそれあり」の 2 分類に変更された．さらに一定の交通違反を

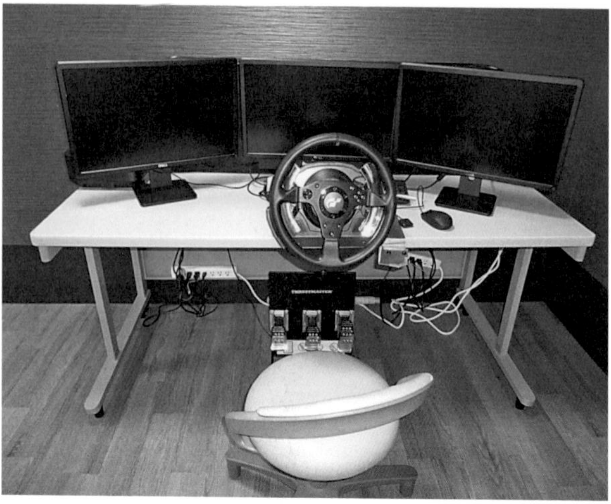

図４　ドライビングシミュレーター（Honda セーフティナビ）

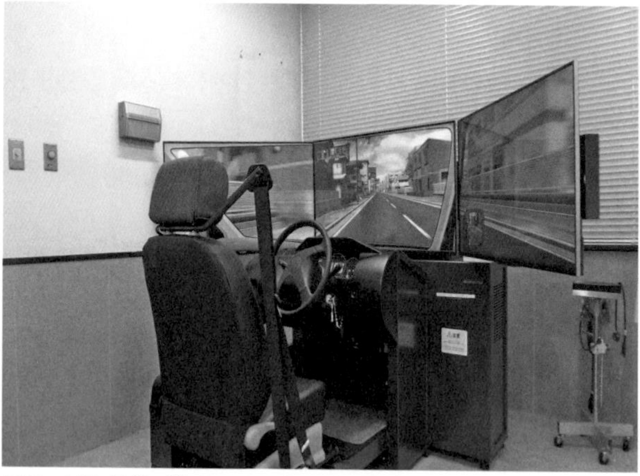

図５　ドライビングシミュレーター（三菱プレシジョン製）

犯した者は，免許更新時に運転技能検査が課せられるようになった．他にもサポートカー限定免許が新たにできるなど，大きく変化している．

現時点において，社会的には脳卒中患者の自動車運転再開について，問題視される関心はそれほど寄せられていない．しかし，脳卒中患者では，症候性てんかんや血管性認知症も生じ得るため，これら交通法規の改正などについて注意を払う必要があり，運転再開に関する医学的安全性について十分考慮すべきである．

◇教習所との連携強化の動向

脳卒中患者の自動車運転能力を評価するためには，ドライビングシミュレーターや，教習所において運転操作の実際をみるなどの方法がある．教習所と医療機関との間に良好な連携がとれている地域もあるが，脳卒中患者が臨時適性検査を通過してからでないと教習所での運転練習が行えない地域もある．また，教習内容も構内のみ運転が可能なところもあれば，路上での運転まで可能なところもあり，その対応もさまざまである．

しかし，最近は警察庁においても脳卒中患者の運転再開を支援する方向へと進んでいる．2016 年 10 月 17 日の新聞で，警察庁運転免許課は，「残存能力を評価し運転能力のある人には免許を付与する」と脳卒中患者に対する基本的な考えを示したと報道された．これによると，脳卒中患者が運転再開を希望した際，地域によっては教習所での支援を認めていなかったが，警察庁は運転再開支援を「評価する」と述べたとしている．

このように，脳卒中患者では，認知症と異なり，適切な評価，訓練を行うことで自動車運転再開が可能となる状況が社会的にも整いつつある．

2019 年 4 月一般社団法人全日本指定自動車教習所協会連合会は，「高次脳機能障害を有する運転免許保有者の運転再開に関する調査研究委員会報告書」を発表した[5]．全国 1,277 教習所にアンケート調査を実施し，高次脳機能障害を有する運

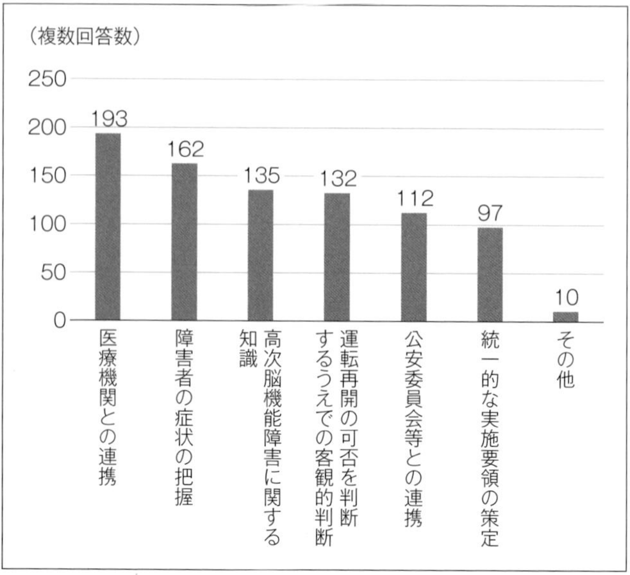

図６　教習所が実車評価を行っていくうえで必要と考えていること（アンケート調査）

転免許保有者の運転再開に向けた教習所の取り組み状況や，課題について報告している．実車評価を行ったことがある教習所は209カ所であり，実車評価を実施していない教習所は1,068カ所であった．しかし，実車評価をしたことがある教習所のうち，118カ所は実施人数が10人未満である一方，200人以上実施している教習所が9カ所あり，差が大きかった．5年前よりも脳卒中患者の運転再開にかかわる病院や医療者が増えていることを考えると，この5年前の調査結果よりも現在は高次脳機能障害を有する運転免許保有者に対し，もっと多くの教習所がかかわりをもつようになっていると推測される．

実車評価を行っていくうえで必要なことについての質問では，医療機関との連携や障害者の症状の把握，高次脳機能障害に関する知識などを挙げており（複数回答）（図6），医療機

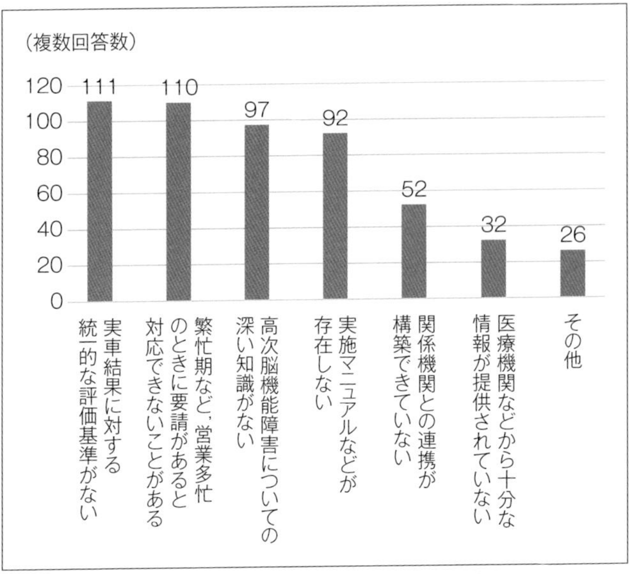

図 7　教習所が実車評価に際し問題や課題と考えていること（アンケート調査）

関側から教習所側に積極的にかかわることで解決する内容が多い．実車評価に際しての問題点や課題についての質問は，実車結果に対する統一的な評価基準がない，繁忙期など業務多忙のときに要請があると対応できないことがあるなど教習所側の問題が挙がっていた（複数回答）（図 7）．

また，医療保険や介護保険でも自動車運転再開を支援している．医療機関外における疾患別リハビリテーション算定の拡大が設けられ，「社会復帰等を指向したリハビリテーションの実施を促すため，移動の手段の獲得，復学・復職，家事能力の獲得を目的とする場合に，訓練医療機関外におけるリハビリテーションを疾患別リハビリテーションの対象に含める」としている．さらに具体的訓練のひとつとして，「自動車運転等」と記載されている．介護保険においても通所リハにおいて，生活行為向上リハビリテーション実施加算が設けられた．

◇学術的動向

わが国における学術的報告の流れをみてみると，医学中央雑誌 web で，「脳卒中」と「自動車」で会議録を除いて検索すると，1987 年に岡本五十雄先生が報告した「脳卒中患者の車の運転について」が最初のようである．その後 2007 年以降は毎年 1 本以上の報告があり，2010 年以降になると毎年 5 本以上の報告となり，最近では年間 10 本近い報告がある．書籍についても，2011 年に『医療従事者のための自動車運転評価の手引き』という日本語訳本が出版され，2013 年に『脳卒中・脳外傷者のための自動車運転』が出版され，2016 年には第 2 版に改訂されている．また，2014 年から 2016 年にかけて『高次脳機能障害者の自動車運転再開とリハビリテーション（1〜3)』が出版された．2018 年に医師を対象に『臨床医のための疾病と自動車運転』が，2021 年に『脳卒中患者さんの自動車運転再開支援 Q&A 50』が出版された．他にも各種雑誌で脳卒中と自動車運転に関しての特集が組まれ，学会においても教育講演やシンポジウムなどが頻繁に開催されるようになっている．

◇研究会や学会・ガイドラインの動向

脳卒中患者を含めた疾患や医療と自動車運転に関する研究会が全国各地で開催されるようになってきた．そのなかで，代表的な研究会として「運転と認知機能研究会」，「障害者自動車運転研究会」，「自動車運転再開とリハビリテーションに関する研究会」があり，それぞれ活発な活動を行ってきた．しかし，医療的問題と自動車運転の関係について，より強く社会にメッセージを送り，疾病や障害のある人でも安全に交

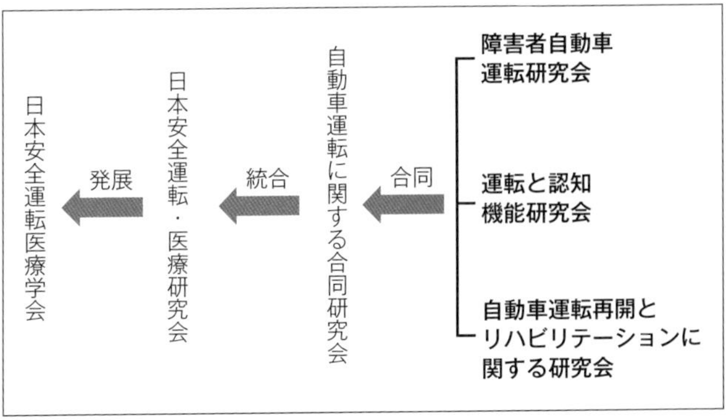

図８　日本安全運転医療学会設立までの流れ

通社会への復帰を支援するための指標を作成するにはこれらの研究会を合同し，統合する必要があると考えられた．そこで，2017年1月に「第1回自動車運転に関する合同研究会」が開催され，参加者は800人を超えた．そして，各研究会の統合の意志が確認され，名称も新たに「日本安全運転・医療研究会」と命名された．さらに学術的研究の追求や社会的責任の一端を担う必要性から，2022年4月1日に日本安全運転医療学会として発展した（図8）．日本安全運転医療学会は，年1回の学術集会の開催の他に，オンラインジャーナルの学会誌を発刊しており，多くの原著論文や症例報告が掲載されている．また，日本リハビリテーション医学会学術集会において，合同シンポジウムを開催するなど活動範囲を広げている．道交法改正時には周知する機会を設けており，研究のみならず最新の情報を得る場としても有用である．

「脳卒中ガイドライン2021」の亜急性期以後のリハビリテーション診療の進め方の章の生活期のリハビリテーション診療の項目において，「自動車運転再開の希望がある場合，その可否を慎重に判断することが勧められる（推奨度A，エビデンスレベル中）」と記載された．推奨度Aとは，強い推奨と定義され，行うように勧められるあるいは行うべきであるという内容を意味している[6)]．また，自動車運転の再開は，脳卒中患者の社会参加において重要であり，障害の程度，脳卒中再発リスク，合併症，てんかん発作の危険性などを考慮し，慎重に運転再開可否判断するのがよいと記載されている．2021年には日本リハビリテーション医学会から『脳卒中・脳外傷者の自動車運転に関する指導指針』も発刊され，脳卒中患者に対し運転再開支援を行うことはリハビリテーション医療の一分野として重要であると正式に認められた．

◇今後に向けて

脳卒中は認知症と異なり，診断名で運転可否は決定されず，身体機能，認知機能，全身状態の安定など個人の状態に応じ，運転可能であるか否かが判断される．本来，われわれが介入しなければならない脳卒中患者は非常に多く，医療従事者はこの問題について意識を高めていく必要がある．自動車運転は難易度の高いIADL〔Instrumental Activities of Daily Living，拡大ADL（料理・洗濯・運転・買い物など家事全般を指す）〕ともいえ，多くのリハビリテーション医療従事者がこの問題に取り組むことで裾野が広がり，脳卒中患者のQOLが向上するものと考える．

参考文献

1）豊田一則・中井陸運：脳卒中データバンク17万例の臨床情報解析結果．脳卒中データバンク2021（脳卒中データバンク2021編集委員会　編），第1版，中山書店，2021，pp20-27．

2）加藤裕司：加齢の面からみた虚血性脳卒中．脳卒中データバンク2021（脳卒中データバンク2021編集委員会 編），第1版，中山書店，2021，pp151-153．

3）武原 格・他：脳卒中患者の自動車運転再開についての実態調査．日交通科協会誌 **9**：51-55，2009．

4）武原 格：現状とニーズ．脳卒中・脳外傷者のための自動車運転（林泰史，米本恭三監），第2版，三輪書店，2016，pp1-5．

5) 一般社団法人全日本指定自動車教習所協会連合会：高次脳機能障害を有する運転免許保有者の運転再開に関する調査研究委員会報告書：https://www.zensiren.or.jp/zenwp/wp-content/uploads/2019/04/3881c1f833df11f0c72c496cc4f9cf68.pdf（zensiren.or.jp）（2023年9月26日引用）
6) 生活期のリハビリテーション診療．脳卒中治療ガイドライン 2021 改訂 2023（日本脳卒中学会　脳卒中ガイドライン委員会 編），第2版，協和企画，2023，pp261-262.
7) 小林祥泰：脳卒中急性期患者データベースにおける標準化項目の解説．脳卒中データバンク 2015（小林祥泰編），中山書店，2015，pp4-9.

2 道路交通法の理解

本項のポイント

- 安全運転に求められる身体状況については，免許の申請（更新）時に回答が義務化されている自己申告内容，および必要に応じて提出される医師の診断書などで判断される.
- 認知症と診断された人は自動車運転免許の取得はできない．その他，一定の病気等に罹患している人は，運用基準に従って免許取得の可否が判断される.

滋賀医科大学社会医学講座法医学部門 一杉正仁

◇交通社会の安全と法律

わが国では，2022年における交通事故死者数は2,610人と，1948年以来最低の数字を記録した．この背景には自動車安全技術の進歩，ドクターヘリの配備などの救急医療体制の整備，道路環境の改善などさまざまな要因がある．特に，安全な交通社会実現と秩序の維持を目標に制定されている道交法の役割も大きい．法律は社会情勢の変化に伴い，必要に応じて改正されている．自動車運転免許に関する点では，21世紀に入ってさまざまな改正が行われている.

まず，共生社会の実現を目指し，障害者の社会参加が推進されるようになった．そこで，2002年6月からは，障害者に係る免許の絶対的欠格事由が廃止され，安全な運転の支障の有無により免許取得の可否が個別に判断されるようになった（相対的欠格事由）.

また，高齢化の進展に伴い，75歳以上の運転者が第1当事者となる自動車事故の発生率が増加した．そして，出会い頭や一時不停止事故など，運転者の記憶・判断力低下に起因する事故が顕著になった．そこで，2009年6月からは，75歳以上の運転者が運転免許証の更新を行う際に，認知機能検査受検が義務付けられ，その結果に基づいて高齢者講習が行われることになった．

さらに，運転中の意識消失などによる事故が散見され，一部の運転者が病気を有することを申告せずに免許証の更新を繰り返していたことが明らかになった．これに対して，2014年6月からは，病気に起因した事故を予防するべく，一定の病気等に罹患しているどうかが，公安委員会によって的確に把握され，免許の拒否・取り消しなどの行政処分が適切に行われることになった．

しかし，75歳以上の運転者が起こす事故の割合は増加傾向にあり，75歳以上の運転者が起こす交通死亡事故件数は，75歳未満の2.5倍となった．そこで，2017年3月からは認知機能検査の結果，認知症のおそれがあると判断された人は，違反の有無にかかわらず，臨時適性検査を受けるか，医師の診断書の提出が必要になった．

そして，2022年5月からは，75歳以上の高齢者に対して免許の更新前3年間に政令で定める一定の違反行為があった人を対象に，運転技能検査が導入された．また，運転能力に不安を感じる運転者の新たな選択肢として，運転できる自動車を安全性の高いサポートカーに限定したサポートカー限定免許が導入された．

2021年に発布された第11次交通安全基本計画では，世界一安全な道路交通を実現するため，2025年までに道路交通事故死者数（24時間以内死亡）を2,000人以下に，重傷者数を22,000人以下にする具体的目標が掲げられた．この目標を達成するためには，法律を順守したうえで，行政だけでなく，われわれ医療従事者も関係部署と有機的連携を図りながら交通社会の安全確保に寄与する必要がある.

根本的な概念として，安全運転に必要な身体的能力や知的能力は運転免許試験（適性，技能，学科試験）で確認する．疾患の管理に代表される身体状況については，免許の申請および更新時に回答が義務化されている本人の自己申告内容や，必要に応じて提出される医師の診断書などで判断される．免許の取得時および更新時には健康状態に関する質問票の提出が義務化され，虚偽の記載があった場合には，1年以下の懲役または30万円以下の罰金が科せられる．質問票の回答結果により，必要と判断された場合には，医師の診断書の提出などを求められる.

本項では，このように自動車運転に関して法で定められていることについて概説する.

◇身体の障害について

道交法第91条，同法施行令第38条によると，目が見えないこと，体幹の機能に障害があって腰をかけていることができない身体の障害，四肢の全部を失ったものまたは四肢の用を全廃した身体の障害，その他自動車の安全に必要な認知または操作のいずれかにかかわる能力を欠くことによる身体の障害がある者は6カ月以内の免許効力の停止または免許の取り消しとなる．以下では，個々の機能について詳細に示す.

1. 身体機能

四肢の機能が全廃ではなく，腰をかけている状態が持続でき，さらに自動車運転に必要な操作能力があれば，自動車運転免許の取得や更新が可能である．そして，個々の残存機能に応じて自動車を運転できるように改造できる．身体障害者は，免許の取得の際に障害の内容に応じた条件が決定され，

表１　視機能について

(1) 視力（普通自動車）

・両眼で 0.7 以上，かつ一眼でそれぞれ 0.3 以上.

・一眼の視力が 0.3 に満たない者，または一眼が見えない者については，他眼の視野が左右 150 度以上で，視力が 0.7 以上であること.

(2) 視力（大型自動車あるいは第二種免許等）

・両眼で 0.8 以上，かつ一眼でそれぞれ 0.5 以上.

なお，上記の他，視野を必要条件としない者であっても，側面の視野が左右 150 度に達しない者については，免許を取得できない場合がある.

(3) 色彩識別能力

・赤，青，黄色の識別ができること．たとえ赤色が褐色に見えても，前記三原色の識別ができればよい.

(4) 深視力

・大型自動車免許や第二種免許の場合に該当する．横に並んだ３本の棒の動きで立体視の能力を確認する．中央の棒が前後に動き，両隣の棒と同位置に並んだ際に応答する．３回検査を行い，誤差が２cm 以内が合格となる.

自らの障害に適した運転用補助装置を増設し，そのうえで運転が許可される．なお，肢体不自由などで運転免許証に条件が付けられている人が自動車を運転する際には，自動車の前後に身体障害者マークを付けることになっている．なお，現在，三肢欠損者でも自動車を運転することで交通社会に参加している.

2. 視機能

警察庁交通局の通達によると，視機能については視力（矯正視力を含む），色彩識別能力，深視力の３点について表１のように定められている.

3. 聴覚機能

原則として，補聴器を用いても 10 m の距離で 90 デシベルの警音器の音が聞こえることが適性試験の合格基準である.

しかし，この音が聞こえない程度の障害があっても，適切な教育を受け，かつ，ワイドミラーを使用している場合には普通自動車に限り免許が交付されることになった．この場合，自動車の前後に聴覚障害者マークを付けることになっている．

◎病気および脳機能について

まず，すべての自動車運転者に義務付けられていることは，体調を整えたうえで運転するべきということである．道交法第66条では，「何人も，過労，病気，薬物の影響その他の理由により，正常な運転ができないおそれがある状態で車両等を運転してはならない」と規定されており，第117条の2の2第5号では「3年以下の懲役又は50万円以下の罰金に処する」と記されている．したがって，自動車を運転する人に対しては，健康管理を適切に行うことが自己責任として求められている．

次に，個々の病気についてであるが，道交法第90条および道交法施行令に記載されている病気について，6カ月以内に回復や改善の見込みがある場合は6カ月を超えない期間免許が保留され，その他の場合には免許が与えられないことになっている（表2）．実務上は警察庁交通局運転免許課で「一定の病気に係る免許の可否等の運用基準」が定められ，病気ごとにこれに準拠して対応されている（表3）．なお，この基準に記載されていない疾病患者への対応については，そのつど，警察庁交通局運転免許課に照会されることが原則となっている．また，どの程度の状態であれば自動車運転免許の取得や更新が可能になるかについては，運用マニュアルに則って判断される．

表２　道交法・道交法施行令に記載されている病気のまとめ

道交法第 90 条（概要）	道交法施行令第 33 条２の３（詳細）
・幻覚の症状を伴う精神病	**・統合失調症** 自動車などの安全な運転に必要な認知，予測，判断または操作のいずれかに係る能力を欠くこととなるおそれがある症状を呈しないものを除く．
・発作により意識障害または運動障害をもたらす病気	**・てんかん** 発作が再発するおそれがないもの，発作が再発しても意識障害および運動障害がもたらされないもの，並びに発作が睡眠中に限り再発するものを除く． **・再発性の失神** 脳全体の虚血により一過性の意識障害をもたらす病気であって，発作が再発するおそれがあるものをいう． **・無自覚性の低血糖症** 人為的に血糖を調節することができるものを除く．
・自動車などの安全な運転に支障を及ぼす恐れのある病気	**・そううつ病** そう病およびうつ病を含み，自動車等の安全な運転に必要な認知，予測，判断または操作のいずれかに係る能力を欠くこととなるおそれがある症状を呈しないものを除く． **・重度の眠気の症状を呈する睡眠障害** ・自動車などの安全な運転に必要な認知，予測，判断または操作のいずれかに係る能力を欠くこととなるおそれがある症状を呈する病気
・認知症	—
・アルコール，麻薬，大麻，あへん，覚醒剤の中毒者	—

道交法第 90 条に疾病の概要が記載され，道交法施行令第 33 条の２の３に，その詳細が示されている．

表３　一定の病気に係る免許の可否などの運用基準

1. 統合失調症
2. てんかん
3. 再発性の失神
(1) 神経起因性（調節性）失神
(2) 不整脈を原因とする失神
(3) その他特定の原因による失神（起立性低血圧など）
4. 無自覚性の低血糖症
(1) 薬剤性低血糖症
(2) その他の低血糖症（腫瘍性疾患，内分泌疾患，肝疾患，インスリン自己免疫症候群など）
5. そううつ病
6. 重度の眠気の症状を呈する睡眠障害
7. その他精神障害（急性一過性精神病性障害，持続性妄想性障害など）
8. 脳卒中（脳梗塞，脳出血，くも膜下出血，一過性脳虚血発作など）
9. 認知症
10. アルコールの中毒者

1. 認知症

アルツハイマー型認知症，血管性認知症，前頭側頭型認知症およびレビー小体型認知症に罹患している人は自動車運転免許の取得はできず，取り消しとなる．つまり，診断されれば免許は拒否・取り消しとなり，事実上は絶対的欠格事由と変わらない．その他の認知症（甲状腺機能低下症，脳腫瘍，慢性硬膜下血腫，正常圧水頭症，頭部外傷後症候群）では，医師の診断を踏まえて6カ月を超えない範囲内で期間を定めて免許の効力を停止することができる旨が定められている．なお，認知症ではないが，軽度の認知機能低下があるため，将来認知症になるおそれがある，軽度の認知機能の低下がある，境界領域である，などの判断がされた場合には，6カ月後に再度臨時適性検査が行われることになる．

2. 脳卒中

脳梗塞，脳出血，くも膜下出血，一過性脳虚血発作などに

表４　てんかん患者の運転適性基準

・発作が過去５年以内になく，今後発作が起こるおそれがない． ・発作が過去２年以内になく，今後しばらく（適宜期間を記入）は発作が起こるおそれがない． ・医師による１年間の経過観察の後，発作が意識障害や運動障害を伴わない単純部分発作に限られ，今後症状悪化のおそれがない． ・医師による２年間の経過観察の後，発作が睡眠中に限られ，今後症状悪化のおそれがない．

よって慢性化した高次脳機能障害（見当識障害，記憶障害，判断障害，注意障害等）が生じた場合には，前述の認知症と同様の基準で判断される．発作により意識障害，見当識障害，記憶障害，判断障害，注意障害などのいずれかが繰り返し生じている場合には，拒否または取り消しとなる．なお，過去にこれらの障害が生じたことがある場合については，医師の診断のもとに運転適性があるか判断される．脳卒中による運動障害と視覚障害については，前述の「身体の障害について」に記載されている基準で判断される．

3. てんかん

てんかん患者が自動車を運転する場合には，運転中にてんかん発作が生じないよう，良好にコントロールされていることが条件となる．具体的には，表４のように診断された場合には運転適性があるとみなされる．

なお，大型自動車免許や第二種免許に対しては，内服薬なしで５年間発作がない場合などを除いて適性がないと判断される．産業車両については，多くの種類や資格があり，作業環境の違いなども考慮されなければならないので，個別に判断される．

◇高齢運転者について

多くの人（運転免許に合格した人の約 97%）は，都道府県公安委員会が指定した指定自動車教習所を卒業し，運転免許試験を受ける．指定自動車教習所の卒業者は技能試験が免除されるため，学科試験のみとなる．運転免許証が交付されると，定期的に更新手続きが必要であるが，その際に必要な講習を受講しなければならない．更新のつど，安全運転に必要な知識を補い，運転者の安全意識を高めるように配慮されている．運転免許証の有効期間は，違反や事故歴のない優良運転者で 5 年であるが，満 70 歳は 4 年，71 歳以上は 3 年である．

70 歳以上の人は高齢者講習において，講義の他に，ドライビングシミュレーターなどの運転適性検査器材を利用した検査および実車指導によって，自らの身体機能の変化を自覚したうえで助言を受ける．

75 歳以上の場合には，過去 3 年間に信号無視や速度超過など 11 の違反の内いずれかがあると運転技能検査を受けなければならない．この検査では，指示した速度で走行できるか，一時停止場所で停止線を超えずに停止できるかなど，5 つの課題・検査項目が確認される．この検査は免許証の更新期間中であれば何度でも繰り返し受けることができるが，合格しないと免許の更新はできない．合格した人は，次の認知機能検査を受検することができる．認知機能検査では，時間の見当識や手がかり再生などが調べられる．すなわち，検査時における年月日，曜日および時間を回答する，一定のイラストを記憶し，ある課題を行った後に，記憶したイラストを回答する（必要に応じてヒントが出される）ことである．採点の結果，認知症のおそれがある，または，認知症のおそれがない，のいずれかの判定がされる．認知症のおそれがあると判定された場合には，臨時適性検査の受検または医師の診断書提出が必要で，その結果で認知症と診断された場合には免許取り消しとなる．認知症のおそれがないと判断された場合には，前述の高齢者講習受講となる．なお，違反があった高齢者に対する運転技能検査に合格していれば，高齢者講習における実車指導は免除される．

◇現行制度における課題

前述の「身体の障害について」で記載した視力の条件（表1）には，視野に関することは含まれていない．したがって，両眼の視力が0.7以上で，片眼で0.3以上であれば，視野障害があっても検査に合格することになる．すなわち緑内障や加齢黄斑変性で視野狭窄がある人，同名半盲，1/4盲の人も視力検査で合格することがある．

また，脳卒中など，何らかの高次脳機能障害がある患者が運転を再開するためには医師が，「発作のおそれの観点から，運転を控えるべきとはいえない」「6カ月以内に免許取得可能と診断できることが見込まれる」と診断しなければならない．自動車の運転には複雑な認知，判断，操作能力を要するといわれているが，どの程度ならば自動車の運転が可能であるかという具体的な判断基準がない．したがって，現場で判断に迷う医師が多く，診断書の記載を拒むこともあるという．さらに，医学的見地から自動車運転の可否を判断しても，患者やその家族が十分に納得したうえで日常生活を送らなければならない．

以上の問題点を解決するべく，筆者らは自動車の運転に特化した訓練や評価を行うことを推奨している．すなわち患者の全身状態を良好にコントロールし，リハビリテーション医療の現場で机上の神経心理学的検査だけでなく簡易ドライビングシミュレーターを用いた運転訓練，自動車教習所における実車訓練を行うことである．多くの関係者のシームレスな取り組みが求められるが，運転能力が明確になるため患者自身が自らの運転能力を正確に理解できる．すなわち，自らの状態を納得したうえで，その後の生活を送れると考えている．

◇医療従事者に課せられていること

前述のように，わが国では免許の更新や申請時に自らの病気の状態について質問紙に回答することで自己申告する．したがって，表３に挙げた病気に罹患した場合でも，自らが免許センターに赴かないかぎりは，更新期日まで申告されないことになる．社会の安全を確保するためにも，表３に挙げた病気の患者に接する医療従事者は，自動車運転の継続について前述のような諸手続きが必要なことを患者本人に説明し，運転免許センターで適性相談を受けるよう助言すべきであろう．

column

医師による公安委員会への届出制度

滋賀医科大学社会医学講座法医学部門 高相真鈴／一杉正仁

道交法第 103 条では「免許を受けた者が次の各号のいずれかに該当することとなったときは，（中略）公安委員会は，政令で定める基準に従い，その者の免許を取り消し，又は六月を超えない範囲内で期間を定めて免許の効力を停止することができる」と定められている．医師が患者を診察し，統合失調症，てんかん，再発性の失神など，いわゆる一定の病気等に罹患した患者が，安全に運転をできる状態でないと判断した場合，診察の結果を公安委員会に届け出ることができる制度である．なお，この届出については刑法の守秘義務には抵触しない．

日本医師会やその他関連学会では，医師が届出を行う際のガイドラインが作成されている．まず，当該患者の運転免許保有の有無を確認する．患者からの聞き取りでもわからない場合は，公安委員会に確認することもできる．免許を保有している場合は，自動車の運転に支障をきたす恐れがあることを説明し，運転しないよう指導する．患者がこの助言を聞き入れず，運転を継続している場合には，もはや主治医や医療従事者にはなす術がない．そこで，届出を行い，公安委員会の責任において，このような患者が交通社会の安全を脅かすことがないように対処するのである．届出を行う際には，患者本人や家族の同意を得ることが望ましい．この届出は任意であるが，社会の安全を守るための医師の重要な役割である．

3 病気の管理と自動車運転

本項のポイント

- 自動車事故の約１割は運転者の体調変化による．したがって自動車を運転するうえでは，病気のコントロールを良好に保つ必要がある．
- 運転中に体調変化をきたした際には，無理に運転を継続せず，自動車を停車させる必要がある．
- 医療従事者は個々の患者の状態に応じて，自動車運転を考慮した療養指導を行う必要がある．

滋賀医科大学社会医学講座法医学部門 一杉正仁

◇自動車運転を前提にした指導

わが国では，多くの人が公共交通不便地域に居住しているため，日常生活の移動手段として自動車が必要である．2002年に改正された道交法で，特定の病気の患者が一律に自動車運転免許を取得できないという絶対的欠格事由が廃止され，免許取得の可否について個別に判断されることになった．多くの人に対して交通社会参加の道が開けたのである．

自動車の運転は日常生活に必要な行為である一方で，社会安全にかかわることである．自動車の運転には複雑な認知・判断・運動能力を要するので，適切な運転能力に欠ける人が自動車を運転することは，事故を誘発することにもなる．したがって，医療従事者は，自動車の運転可否を助言するだけでなく，自動車運転を前提とした健康管理，患者の状態に応じた運転の注意などを行う必要がある．患者と接する際には，自動車の運転が日常生活の一部であることを念頭に置き，患者の状態を把握したうえで，適切なアドバイスを行うことが求められる．

◇自動車運転に求められる能力

まずは，①医学的に全身状態が安定している，②視野障害を認めない，③杖や装具を用いてでも屋外歩行が自立している，④上肢が廃用手でも入浴以外のADLが自立している，以上の4つが，自動車を運転するための最低条件と考えている．「道路交通法の理解」(p16～) で述べたとおり，政令で定められている一定の病気等に罹患している人は，病気のコントロールを良好に保つことが求められる．これ以外に道交法第66条で，「何人も，過労，病気，薬物の影響その他の理由により，正常な運転ができないおそれがある状態で車両等を運転してはならない」と定められている．したがって，まず，全身状態が良好であることが大前提となる．

次に，脳機能であるが，自動車の運転には複雑な認知，判断，操作能力を必要とするため，脳の多くの部位における活動が求められる．筆者らは，健常成人および脳損傷者を対象に，ドライビングシミュレーター運転中の脳血流動態を近赤外光イメージング装置で計測した[1]．その結果，健常者および運転をしている脳損傷者では，左右前頭葉，側頭葉，頭頂葉で有意に血流量が増加し，特に右大脳半球で高度であった．しかし，正常な運転ができない脳損傷者では，損傷範囲と関連する大脳皮質の活動が低下していた．身体障害や視覚障害がなくても，脳の損傷に伴う注意障害，遂行機能障害，記憶障害，空間認知障害，失行，判断力低下といった高次脳機能障害があることで運転に支障をきたすことがある．日常臨床では，これら認知機能を検査によって明らかにし，安全な自動車運転能力を判断しなければならない．

◎自動車事故の約１割は運転中の体調変化による

自動車運転には一定以上の能力が求められるため，その能力を欠く状態があれば高率に事故につながる．フランスのある大学病院では，自動車運転中に事故に遭遇した患者に対し，細かい聞き取りなどを行い，真の事故原因を追究した[2)]．そして，事故に至るリスクを計算したところ，過度の注意力散漫が最もリスクが高く（オッズ比 2.12），6 時間未満の睡眠不足がオッズ比 1.98，向精神薬内服がオッズ比 1.76 と続いた．これらの要因は飲酒運転のリスク（オッズ比 1.68）より明らかに高かった．そこで，運転者の体調変化に起因した事故について考える．

フィンランドでは 2003 ～ 2004 年に発生した交通死亡事故例を対象に，事故状況や人体損傷などが包括的に検討されて原因が調べられた．その結果，死亡事故の 10.3％は運転者の体調変化に起因していたという[3)]．また，カナダで 2002 ～ 2006 年に行われた交通事故死剖検例を対象にした検討では，全例の 9％で運転者の冠動脈疾患が事故原因となった[4)]．このように，海外の報告では，交通事故死の約 1 割は運転者の体調変化が原因であった．

わが国では包括的な調査がないものの，同様の傾向であることが確認されている．2011 ～ 2012 年に栃木県で行われた前向き研究では，自動車運転者の事故のうち意識消失が先行したのは 7.5％であった[5)]．また，2012 年に神奈川県内で搬送されてきた自動車，二輪車，自転車運転者を対象にした調査では，アルコールや薬物使用も含めて意識消失が先行した事故例は 9.7％であったという[6)]．したがって，交通事故の約 1 割が運転者の体調変化によると考えることは妥当である．

◇体調変化の原因

運転中に生じる体調変化の原因について考える．まずは救急医療施設からの報告を紹介する．

1998～2001年に神奈川県内で交通事故患者2,560例を検討した報告では，原因である病気として不整脈，てんかん，脳血管障害などが挙げられた[7]．また，1995～2002年に福島県内で交通事故患者5,333例を検討した報告では，運転中の意識障害の原因として症候性てんかんが最も多く，以下，脳血管障害，不整脈と続いた[8]．前述の栃木県における前向き研究の結果では，糖尿病患者の低血糖症，運転直前の向精神薬服用が，2012年に神奈川県内で行われた調査では，てんかん，失神，急性アルコール・薬物中毒が主たる原因として挙げられた．

疾病によって運転を継続できなくなった職業運転者（バス，トラック，ハイヤー・タクシー運転者）を対象にした検討では[9]，原因である病気として，脳血管障害が最も多く，心疾患，失神，消化器疾患と続いた（図）．約半数は多くの人が

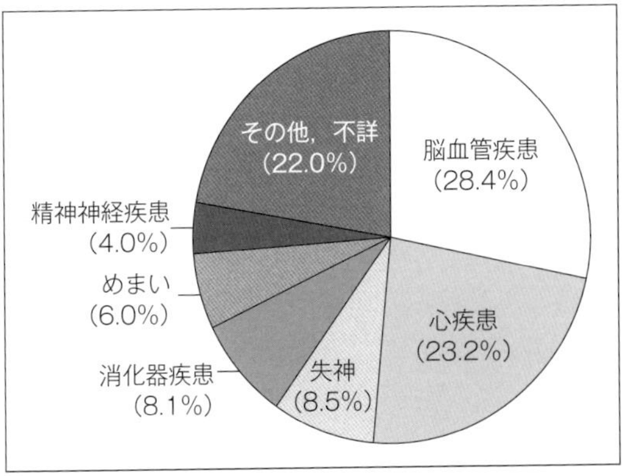

図　運転中の病気発症の原因（職業運転者を対象にした調査）

(Hitosugi et al, 2012)[9]

日常的に罹患する common disease（symptom）であることも特徴的である．

その他の報告として，1 型糖尿病患者の 35.6％，2 型糖尿病で内服薬のみを使用している患者の 2.7％が運転中に低血糖発作を起こした経験があった[10]．また，運転中の突然死剖検での検討では，その原因として虚血性心疾患が最も多く，脳血管疾患，大動脈疾患が続いた[11,12]．

以上のように，原因である病気としては心疾患，脳血管疾患，てんかんが多いことは共通している．しかし，これらの病気の患者に特異的なことではない．すなわち，自動車を運転する人では，すべての病気に対して，そのコントロールを良好に行う必要がある．

病気のコントロールが良好であれば，体調変化に起因した事故が減少するという前方視的研究によるエビデンスは見当たらない．しかし，筆者がタクシー運転者を対象に行った調査では，定期的に医療機関を通院して病気の治療を受けている人は，運転中の体調変化による事故やヒヤリハットを起こす率は有意に低かった（表 1）[13]．したがって，通院患者に対してアドヒアランス（p48 参照）を良好に保つ努力が必要である．

表 1　運転中の体調変化による事故またはヒヤリハットの経験と背景因子

	ヒヤリハットの経験		p 値
	あり	なし	
平均年齢	60.6	60.5	$p>0.05$
定期的に医療機関を受診する割合	73.7%	85.6%	0.015
定期健康診断の受診率	96.8%	91.2%	$p>0.05$
一月あたりの平均隔日勤務数	7.5	6.1	0.041

（Hitosugi et al, 2015，文献 13 を改変）

◇事故を予防するための取り組み

1. 誰にでも起こり得るということを啓発する

一般の自動車運転者は，飲酒運転や粗暴運転が事故につながるということは免許の取得・更新時によく教育され，理解している．しかし，運転中の体調変化が事故を引き起こすということを知っている人は少ないようである．すべての事故の約1割が運転者の体調変化によるという事実から考えて，多くの運転者は，運転中の体調変化を経験していると予想される．

筆者らは，日常的に自動車を運転する職業運転者において，運転中に体調変化が生じる実態を調査してきた[14-16]．その結果，運転中に体調変化をきたしたことがある人は22.6～33.3％を占めていた．また，体調変化が原因で事故を起こした経験がある人は0.0～3.0％，事故に至らなかったがヒヤリハットした経験がある人は11.9～15.8％であった（表2）[14-16]．このように，体調変化が原因で事故やニアミスに至ることは，「よくある」ことである．また，誰にでも起こり得るといっても過言ではない．ひとたび，運転中に大きな発作や重

表2　運転中の体調変化の実態

	A地区 タクシー 運転者	B地区 タクシー 運転者	C地区 タンクローリー 運転者
運転中に体調が悪化した経験あり	22.6%	32.6%	33.3%
体調変化が原因で事故を起こした経験あり	3.0%	0.4%	0.0%
体調変化が原因でヒヤリハットした経験あり	15.8%	11.9%	15.7%

（馬場・他，2015，文献14；馬場・他，2016，文献15；一杉・他，2014，文献16を基に作成）

篤な体調変化が生じると，十分な運転操作ができなくなるため高率に事故に至る．

自動車運転中の突然死例を対象にした検討では，事故直前に回避行動が認められたのはわずか 26.5％であった[11]．また，職業運転者を対象にした後記の調査でも，体調変化の直後にハンドル操作や制動を行って事故を回避できたのは対象例の35.3％であり，多くで十分な回避動作がとれずに事故につながっていた[9]．したがって，体調変化による事故の実態と予防の重要性を広く啓発し，交通安全の向上に努める必要があるだろう．

2. 個々の患者に応じた指導

医療従事者は，患者の心身の状況を正しく理解し，信頼関係を構築している．したがって，日常診療において医療従事者が適切な助言を行うことが事故予防につながる．特に，コントロールが不良な病気があれば，その管理を徹底して急な発症を予防する指導が重要である．代表的な病気について以下で紹介する．

①てんかん

てんかんは，大脳の神経細胞が過剰に興奮することで反復性に発作を生じる病気であり，わが国には約 100 万人の罹患者がいるという．てんかんは，適切な薬物療法によって患者の約 7 割において発作のコントロールが可能であるという．したがって，良好なコントロールのもとに自動車運転がされるべきであろう．てんかん発作を起こした患者では，第 1 種免許の場合，まず 2 年間は運転が禁止され，発作がないことや療養状況などの観察を受けてから運転の許可が考慮される．日本てんかん学会と警察庁が行った調査では，現行法で定められている無発作期間が 2 年間以上であるてんかん患者が交通事故を引き起こすリスク比は 1.16 であり，一般の人とほぼ変わらなかった[17]．また，てんかん患者が，てんかんのない人に比べて自動車運転による交通事故を起こしやすいかについて，システマチック・レビューにより検討が行われたが，確定的なエビデンスは得られなかった[18]．しかし，抗てんかん薬の怠薬がある場合には，処方通り内服している場合に比べて自動車事故のリスク比は2倍になるという[19]．てんかん発作を予防するうえでは，まず，規則正しく抗てんかん薬を内服することが求められる．

②睡眠障害

十分な睡眠がとれないと居眠り運転による事故が起きやすい．不眠症患者では，交通事故の発生率が高く，良眠者に比べて居眠り運転率も高い[20]．まず，短時間睡眠は事故のリスクとなる．前日の睡眠が6時間未満では，交通事故を起こすリスクが有意に増加し，その危険度は飲酒運転よりも高い[21]．また，睡眠時間が8時間の条件に比べて5時間の条件では，運転中の脇見が1.7倍多くなり，特に長い脇見の増加が顕著であった[22]．次に，睡眠の質が悪いと十分な休養がとれない．閉塞性睡眠時無呼吸症候群（obstractive sleep apnea syndrome；OSAS）では，睡眠時に一定回数以上呼吸が停止するために，全身に十分な酸素が供給されない．そして，睡眠が浅いため，日中に過度の眠気がおそってくる．OSASに罹患している運転者と対照運転者について交通事故リスクを比較した複数の検討では，OSASが事故の有意な関連因子とされた（オッズ比1.7-7.4）[23]．また，わが国における調査でも，OSAS患者の11.1％が過去5年以内に交通事故を起こしていたという[24]．そして，OSASの重症度が高いほど，事故を起こしやすかった．したがって，治療によって重症度を低減させることが事故予防に重要である．

③糖尿病

わが国では，「糖尿病が強く疑われる人」および「糖尿病の可能性を否定できない人」は併せて約2,000万人である．糖尿病患者による自動車運転では，治療薬による低血糖発作で意識障害が生じることは避けなければならない．自律神経障害者や低血糖を繰り返している人では，無自覚性の低血糖状態になりやすく，気づかぬうちに重度の低血糖から意識障害に陥ることがある[25]．糖尿病患者では，低血糖症状が自覚できること，あるいは低血糖を防ぐよう血糖の自己コントロールができることが，自動車運転を行ううえでの条件となる．したがって，自動車を運転する糖尿病患者に対しては，日頃から低血糖状態を予防し，運転中に低血糖症状が出た場合には決して運転を継続しないこと，万一のために自動車内にジュースや飴を備えるといった助言が必要である．

3. エビデンスに基づく指導

体調変化によって運転中止を余儀なくされた職業運転者を調べると，バス運転者は業務開始から平均3.3時間で運転中止に至っており，タクシー運転者やトラック運転者に比べて有意に短かった[9]．その結果，事故を回避できた割合もバス運転者で有意に高かった．そして，体調変化の原因となった病気で運転者がそのまま死亡する割合は，バス運転者では，タクシー運転者やトラック運転者に比べて有意に低かった．このことから，体調変化を自覚してからも無理に運転を続ければ，高率に事故につながること，そして病気に対する治療が遅れることになり，自らの生命をも危険にさらすことがわかった．

また，軽微な体調変化が大きな発作の前兆の場合がある．1996～1998年にMayo Clinicで失神と診断された3,877人のうち381人（9.8%）は自動車運転中に発症しており，そのうち18.9%は失神発作を繰り返していたという[26]．なお，自動車運転中に失神をきたした人のほとんど（87.4%）は，発症前に何らかの異変が感じ取られていたという．したがって，「運転中あるいは運転直前に異変を感じたら無理に運転をしない」という指導が必要と考える．これこそが，事故予防と本人の生命にかかわる重要な点である．

4. 職場での啓発活動

運転中の体調変化による事故を予防するには，運転者個人の意識・行動変容だけでなく，社会としての対応も必要である．すなわち，運転が業務で行われている場合には，その業務環境や事業所としての体制が事故発生に大きな影響を及ぼす．国土交通省は 2011 年 10 月に，「事業用自動車の運転者の健康状態の確認の再徹底について」を関連各団体に発し，職業運転者の体調急変による事故防止対策の徹底を指示した．また，2014 年 4 月には，「事業用自動車の運転者の健康管理マニュアル」を改訂した．そして，事業者による運転者の定期健康診断による病気の把握，一定の病気等に係る外見上の前兆や自覚症状等による病気の把握が義務となり，運転者は運転に影響がある診断や服薬状況などについて，事業者へ自己申告するよう推奨された．

当然のことながら，体調が悪いときにはハンドルを握らない，あるいは運転中に体調が悪化した際には無理に運転を継続しない，ということは十分に指導されていなければならないが，実践されていないのが現状である．筆者らが職業運転者を対象に行った調査では，運転中に体調変化が生じた際に，事業所に申告して運転を中止した人は 23.5 ～ 55.3％であり，そのまま運転を継続した人が 10.0 ～ 14.6％も占めていた（表 3）[15,16,27]．職業運転者のみならず，一般の運転者にもこのような傾向があると予想される．

個々の運転者は，運転前や運転中に体調の悪化があれば，積極的に申し出ることが事故予防につながる．そのために

表３　体調変化が生じた際の運転者の行動

	A 地区 タクシー 運転者	B 地区 タクシー 運転者	C 地区 タンクローリー 運転者
事業所に申告し，運転を止めた	26.7%	55.3%	23.5%
しばらく休んでから運転を再開	63.3%	26.5%	64.7%
そのまま運転を続けた	10.0%	14.6%	11.8%

（馬場・他，2016，文献 15；一杉・他，2014，文献 16；一杉・他，2016，文献 27 を基に作成）

は，運転中止を申し出やすい職場環境づくりが重要であり，各事業者が，健康起因事故予防のための意識を高めることを期待している．

参考文献

1）渡邉 修・他：脳損傷者の自動運転中の脳血流動態―機能的近赤外分光法による計測．日職災医会誌 **59**(5)：238-244，2011.

2）Galera C et al：Mind wandering and driving：responsibility case-control study. *BMJ* **345**：e8105, 2012.

3）Tervo TM et al：Observational failures/distraction and disease attack/incapacity as cause(s) of fatal road crashes in Finland. *Traffic Inj Prev* **9**(3)：211-216, 2008.

4）Oliva A et al：Autopsy investigation and Bayesian approach to coronary artery disease in victims of motor-vehicle accidents. *Atherosclerosis* **218**(1)：28-32, 2011.

5）岩田健司：意識消失による自動車事故症例の検討．*Prog Med* **32**(10)：2271-2274，2012.

6）本多ゆみえ・他：意識消失による交通事故―予防的観点から．交通科学研究資料 **54**：64，2013.

7）田熊清継・他：内因性疾患による交通外傷の検討，日救急医会誌 **17**(5)：177-182，2006.

8）篠原一彰，松本昭憲：運転中の急病発症―過去 17 年間に当院 ER で経験した事例の紹介と総括．*Prog Med* **32**(8)：1601-1604，2012.

9）Hitosugi M et al：Sudden illness while driving a vehicle―a retrospective analysis of commercial drivers in Japan. *Scand J Work Environ Health* **38**(1)：84-87, 2012.

10）松村美穂子・他：糖尿病患者の自動車運転．*Prog Med* **32**(8)：1605-1611，2012.

11) Motozawa Y et al：Sudden death while driving a four-wheeled vehicle：an autopsy analysis. *Med Sci Law* **48**(1)：64-68, 2008.

12) 一杉正仁・他：運転中の突然死剖検例の検討．日交通科協会誌 **7**(1)：3-7，2007.

13) Hitosugi M et al：Main factors causing health-related vehicle collisions and incidents in Japanese taxi drivers. *Rom J Leg Med* **23**：83-86, 2015.

14) 馬場美年子・他：タンクローリー運転者に対する運転と体調変化に関する意識調査—体調変化に起因する事故を予防するために．日職災医会誌 **63**(2)：120-125，2015.

15) 馬場美年子・他：タクシー運転者の健康管理と体調変化に関する意識調査—健康起因事故を予防するために．日交通科会誌 **15**(2)：28-35, 2016.

16) 一杉正仁，長谷川桃子：タクシー運転者における健康起因事故の背景調査，効果的な事故予防対策の立案．交通事故医療に関する一般研究助成 研究報告書集 2012 年度（日本損害保険協会医研センター編），2014，pp373-381.

17) 川合謙介・他：「平成 26 年度警察庁委託調査研究報告書：てんかんにかかっている者と運転免許に関する調査研究」の解説と検討．てんかん研究 **33**：147-158, 2015.

18) Naik PA et al：Do drivers with epilepsy have higher rate of motor vehicle accidents than those without epilepsy? *Epilepsy Behav* **47**：111-114, 2015.

19) Faught E et al：Nonadherence to antiepileptic drugs and increased mortality：findings from the RANSOM Study. *Neurology* **71**：1572-1578, 2008.

20) Stoller MK：Economic effects of insomnia. *Clin Ther* **16**：873-897, 1994.

21) Institute for Research in Public Safety. Tri-level study of the causes of traffic accidents：Interim report I, Volume 1 - Research Findings. DOT HS-801334：29, 1975.

22) Anderson C, Horne JA：Driving drowsy also worsens driver distraction. *Sleep Med* **14**：466-468, 2013.

23) Sassani A et al：Reducing motor-vehicle collisions, costs, and fatalities by treating obstructive sleep apnea syndrome. *Sleep* **27**：453-458, 2004.

24) Kaneita Y et al：The relationship between depression and sleep disturbance：a Japanese nationwide general population survey. *J Clin Psychiatry* **67**：196-203, 2006.

25) 布井清秀：緊急を要する高血糖・低血糖．*Medicina* **45**：1058-1061，2008.

26) Sorajja D et al：Syncope while driving, clinical characteristics, causes and prognosis. *Circulation* **120**(11)：928-934, 2009.

27) 一杉正仁・他：タクシー運転者における健康起因事故の予防対策についての実態調査，運転者と事業所の対応について．日交通科会誌 **15**(2)：50-57，2016.

column

障害者の自動車運転者の推移

滋賀医科大学社会医学講座法医学部門 高相真鈴

障害者は，安全運転を行うために一定の条件を満たせば運転免許を取得することができる．免許を取得する際は，適性相談・検査を受ける必要がある．2021年末における自動車運転免許保有者数は8,190万人であり，そのうち身体障害者に対する条件付運転免許の保有者は22万7,058人である．その内訳として，補聴器の使用，特定後写鏡の使用，身体障害者用車両に限定，義手・義足の条件がある．

聴覚障害では，補聴器や特定後写鏡（ワイドミラー）の使用が条件となるが，それぞれの免許保有者数は，補聴器4万179人，特定後写鏡1,402人である．これまで重度の聴覚障害者は運転免許の取得ができなかったが，2008年より，特定後写鏡を使用することで免許の取得が可能となり，免許保有者数は年々増加している．

身体障害者用車両に限定した免許の保有者は2021年に18万1,652人で，条件付運転免許保有者の約80%を占める．また，義手・義足の条件が付されているのは3,825人である．いずれもその数は減少傾向である（図）．

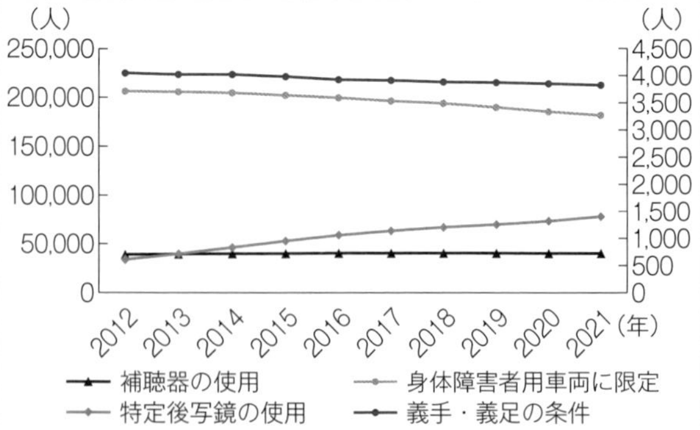

図　条件付運転免許保有者数の推移

4 薬剤と自動車運転

本項のポイント

- 自動車運転者は，運転操作に支障がない薬物を適切に服用することが自己責任として求められている．
- 医療従事者は，患者が自動車の運転を行うことを前提として薬物の処方と服用上の注意を行う必要がある．
- 患者の服用アドヒアランスを良好に保つ工夫が求められる．

滋賀医科大学社会医学講座法医学部門 一杉正仁

◇薬剤と運転についての原則

自動車の運転を規定する道交法において，いわゆる「薬物」について規定されているのは第66条の条文のみである．すなわち，「何人も，過労，病気，薬物の影響その他の理由により，正常な運転ができないおそれがある状態で車両等を運転してはならない」という規定である．本項では，この「薬物」については違法薬物ではなく，治療薬を前提に話を進める．道交法では，自動車運転者に対して自らの健康状態を良好に保つこと，そのために，運転操作に支障がない薬物を適切に服用することが自己責任として定められている．改めて強調するが，ある処方薬を内服しているから自動車運転ができないということは，法律に一切記載されていないのである．

◇薬剤の内服と事故

わが国では，専門家がすべての交通事故原因を細かく検証するシステムがない．したがって，事故原因が「運転操作不適」「漫然運転」などと判断された例には，薬物の影響による事故が含まれている場合がある．

薬剤の内服と自動車事故との関係についてであるが，カナダにおいて，自己申告に基づく健康状態と交通外傷についての前向き縦断研究が行われた[1)]．その結果，鎮痛薬，抗うつ薬，睡眠薬の使用によって，交通外傷を負う危険性が1.6〜2.7倍になると報告された．しかし，薬剤の内服自体は，原疾患が抱えるnegative effectを低減させていると記された．厳密には，ある病気に罹患していながら未治療の運転者と，内服薬などでコントロールされている運転者との間で，交通事故のリスクを比較しないと，薬剤自体のリスクを論じることはできないだろう．現時点では，まず病気を良好にコントロールすべきことを前提にして薬剤の選択を考える必要がある．具体的には，自動車の運転に及ぼす影響が少ない薬剤の処方・使用が望まれる．

◇内服薬が関与した事故の実態

一部の薬剤が眠気を誘発し，自動車の運転に支障をきたすことがある．また，眠気を自覚しなくても，脱力感や頭重感などの症状を訴え，結果的に認知・作業能力が低下していることもある．

交通事故で都内の救命救急センターに搬送された運転者のうち，意識消失が先行していた例として，向精神薬多剤内服後の運転，降圧薬の多剤内服による低血圧，常用薬の怠薬によるてんかん発作，インスリン注射による低血糖が挙げられた[2)]．また，郊外の救命救急センターにおける前向き研究では，自動車運転中に意識消失した6人のうち，3人は糖尿病の低血糖が原因であった[3)]．3人中2人はインスリンの自己注射を行っており，1人は2型糖尿病に対して内服薬を使用していた．残り3人のうち2人は，睡眠薬使用直後に運転したこと，1人は常用薬を怠薬したことによるめまい発作が原因であった．

このように，病気の治療目的で処方されている医薬品を適切に使用していないことや医薬品使用量のコントロールが不良であることが原因となっている．

◇どのような薬剤が高率に事故に関与するか

薬剤の内服が自動車運転に及ぼす影響について，信頼性の高いエビデンスを得ることは困難であろう．すなわち，健常者に対して不必要な薬剤を投与することは，かえって体調の悪化を招き運転操作に影響をきたす．さらに，ある病気に罹患している人に対して，必要な薬剤が投与されずに運転が行われることは危険を惹起する．したがって，理想的な対照研究などを行うことが困難である．

筆者は，薬剤が自動車運転に及ぼす影響を考えるうえでは，実車による試験あるいはより実車に近い環境を再現したドライビングシミュレーターを用いた試験が，倫理的にも妥当であり信頼性も高いと考える[4)]．実車試験で自動車運転技能に及ぼす影響を調べる指標としてStandard Deviation of Lateral Position (SDLP) が知られている[5)]．これは，研究参加者が時速約90 kmで幹線道路を1時間以上走行する試験で，その間に自動車が左右へ偏位した幅を測定するものである．コントロールの状態と被験薬剤を内服した状態で，その値が比較される．しかし，高速度で1時間以上運転し続けるという状況設定は，日常的な運転事情にそぐわない．したがって，これらの研究結果については，研究が行われた条件を十分に加味したうえで参考にすべきであろう．

わが国では医薬品医療機器総合機構の「薬剤有害事象自発報告データベース」がある．このデータベースには2004年以降に国内で発生した薬剤による有害事象症例が集積されている．安藤らは，このデータベースを用いて医薬品に起因すると考えられた交通事故例を分析した[6]．すなわち，患者の訴えに基づいて，内服した薬剤と交通事故との因果関係を否定できないと医師が判断した例が対象である．なお，事故原因の検証が行われたわけではないので，信頼性には限界がある．そのなかで，最も多く報告されていたのが抗パーキンソン病薬であり，プラミペキソール塩酸塩による突発性睡眠が原因であった．以下，睡眠薬であるゾルピデム酒石酸塩，疼痛治療薬であるプレガバリン，禁煙補助薬であるバレニクリン酒石酸塩が挙げられていた．したがって，これらの薬剤を処方する際には，傾眠，めまい，意識消失などが生じる可能性があることを確実に患者に伝える必要がある．

カナダのブリティッシュコロンビア州では，住民の健康記録と交通事故データを紐づけし，運転者に処方された薬剤と交通事故に関するcase-control studyが行われた[7]．代表的な薬剤について結果を表１に示す．多くの薬剤で交通事故に寄与するオッズ比は1.20〜1.45と比較的低かった．あくまでもcase-control studyであるので，その薬剤を使用せずに病気

表１　代表的な薬剤と自動車事故のリスク

薬剤	オッズ比	95%信頼区間
鎮静性向精神薬	1.35	1.25-1.46
長時間作用型ベンゾジアゼピン系薬	1.30	1.22-1.38
短時間作用型ベンゾジアゼピン系薬	1.25	1.20-1.31
オピオイド	1.24	1.17-1.30
コリン作用薬	1.83	1.39-2.40
抗コリン薬（パーキンソン病）	1.45	1.08-1.96
ドパミン作用薬	1.20	1.04-1.38
抗けいれん薬	1.20	1.14-1.26

（Brubacher et al, 2021，文献７を改変）

が悪化していたとするならば，さらに多くの交通事故が発生していた可能性がある．前述のように，原疾患のコントロールに必要な薬剤は積極的に使用されるべきであり，その際，患者本人にとって副作用が少なく，安全な運転ができる薬剤が望まれる．

◇薬剤の選択について注意すべき作用

1. 主として中枢神経系に作用する薬剤

①向精神薬

抗精神病薬，抗うつ薬，抗不安薬，抗てんかん薬などは鎮静作用や睡眠作用を目的に使用されることがあるので，服薬中にしばしば眠気やふらつきがみられる．1979～2008 年までの発表論文に基づいて，内服中の薬剤が自動車事故発生に及ぼす影響を検討したメタアナリシスや事故データと医療データを統合した解析などによれば，ベンゾジアゼピン系薬剤の内服で自動車事故を引き起こす可能性が有意に高くなるという[8,9]．また，薬剤の種類，服用量，半減期によって生じる作用は異なるので，使用方法に少しでも変更があった場合には，しばらく自動車の運転を控えるのが望ましい．

②抗アレルギー薬

痒みを伴う疾患やアレルギー性疾患の治療に，抗ヒスタミン薬が用いられる．古くから利用されてきた第一世代の抗ヒスタミン薬の服用によって眠気，めまい，倦怠感などの副作用が高率にみられるが，第二世代の抗ヒスタミン薬は，その中枢神経系副作用と抗コリン作用が軽減されている．したがって，自動車を運転する人には，鎮静性が少ない第二世代の抗ヒスタミン薬が推奨される[10]．しばらく薬剤を服用したうえで眠気や作業能力の低下がないかを確認し，服用者に最も合った薬剤，すなわち副作用が少ない薬剤が選択されたうえでの自動車運転が望まれる．

③その他の薬剤

肩こりや腰痛に対する筋弛緩薬であるが，骨格筋の過度の緊張亢進を改善させる効果がある．なかでも中枢性の筋弛緩薬を内服すると，眠気やふらつきが出現することがある．また，禁煙補助薬にめまいや傾眠が，パーキンソン病治療薬であるドパミン受容体作動薬に突発性睡眠の副作用がある．したがって，これらを処方する際には注意を要する．

2. 生活習慣病の治療薬

糖尿病患者では，運転中に低血糖発作を起こすことがある．特に，自律神経障害者や低血糖を繰り返している人では，気づかぬうちに意識障害に陥ることがある[11]．郊外の病院に通院する糖尿病患者を対象にした報告によると，1型糖尿病患者の35.6%，インスリンを使用している2型糖尿病患者の13.8%，内服薬のみを使用している2型糖尿病患者の2.7%で運転中に低血糖の経験があった[12]．特に，複数の経口血糖降下薬を内服している患者では，空腹時に低血糖状態に陥る可能性がある．したがって，インスリン使用者に対してはもちろんのこと，糖尿病に対する内服治療を行っている患者に対しては，まず，運転中の低血糖予防に配慮する必要がある．

また，高血圧は心・脳血管系疾患のリスクファクターであり，運転中の病気発症を予防するうえでも厳格な降圧管理が重要である．しかし，降圧薬を内服している人では，低血圧による立ちくらみ，めまいが生じることもある．血圧には日内変動や季節性変動がみられるので，内服薬の投与初期や増量時には十分注意を払う必要がある．

3. 眼科薬

アセチルコリンのムスカリン受容体作動薬としてピロカルピンが，受容体拮抗薬としてアトロピンが知られている．前者は縮瞳を，後者は散瞳をきたすが，眼科関連の病気に対する診断や治療に用いられる．また，緑内障治療薬で霧視が生じることがある．その他，副交感神経遮断薬（抗コリン薬）には，鎮痛や内視鏡検査時の消化管運動抑制を目的に用いられるブチルスコポラミン臭化物などがあり，使用後に，抗コリン作用による眼症状や眠気などが出現することがある[1]．以上の内容は，医療従事者が知っておくべきことであり，使用にあたっては患者に対する十分な説明が必要である．

4. 抗がん剤

抗がん剤の副作用は，下痢，嘔吐，手のしびれなどから骨髄抑制による白血球減少まで多岐にわたる．さらに，発現時期も，治療の1週間以内から3～4週間後までとさまざまである．これらの症状によって，自動車の運転に必要な集中力を維持できないことがある．この点を十分に患者に説明する必要がある．また，一部の抗がん剤は水に溶けにくい性質があるため，アルコールを含んだ液体に溶かして経静脈的に投与されている．

表2に，アルコールを含む抗がん剤と，その添付文書にお

表2　溶解液にエタノールを含む抗がん剤

商品名	一般名	1バイアル中の純アルコール量	アルコールに関する注意喚起	自動車運転に関する注意喚起
アルケラン®	メルファラン	0.4 g	無	無
ラステット®	エトポシド	1.52 g	無	無
タキソール®	パクリタキセル	6.67 g	有	有
タキソテール®	ドセタキセル水和物	0.72 g	有	無
ワンタキソテール®		1.58 g	有	無
トーリセル®	テムシロリムス	0.39 g	有	有
ハラヴェン®	エリブリンメシル酸塩	0.08 g	無	無
フェソロデックス®	フルベストラント	0.5 g	無	無

ける注意喚起について示す．外来化学療法を受ける患者は，車で通院することがある．したがって，抗がん剤にアルコールが含まれる場合には，事前に必ず説明する必要がある．抗がん剤のパクリタキセルを投与されている患者の1/3以上では，溶解液にアルコールが含まれているため，自動車の運転を控えるべきことを医療従事者から説明されていなかったという[13]．抗がん剤投与時においても自動車の運転を念頭に置いた患者指導が重要である．

5. 市販薬について

市販薬の一部には，眠気を惹起する成分が含有されている．特に，かぜ薬，鎮咳去痰薬，乗り物酔い薬，アレルギー用薬，催眠鎮静薬などに含まれている．代表的なのはジフェンヒドラミン塩酸塩，d-クロルフェニラミンマレイン酸塩であり，第一世代の抗ヒスタミン薬に分類される成分である．市販薬の一部には眠気をきたす成分が含まれていることを，一般の人に広く啓発する必要がある．特に，日常的に自動車を運転する人に対しては，自らの判断で薬剤を選択するよりも，医師などに相談したうえで内服されることをお勧めしたい[14]．

◎アドヒアランスを保つ

アドヒアランスとは，患者が積極的に治療方針の決定に参加し，その決定に従って治療を受けることである．医師が処方した薬剤に対して，必ずしも患者が規則正しく服用しているとは限らない．したがって，計画通りに病気がコントロールされないことがある．

主要な病気ごとにアドヒアランスを比較したメタ解析では，関節炎・リウマチでのアドヒアランスは81.2%，消化器系疾患では80.4%であったが，糖尿病は67.5%，睡眠障害は

65.5%と低かった[15]．また，生活習慣病の治療薬に限ってアドヒアランスを比較したところ，抗血小板薬，降圧薬，高コレステロール治療薬，経口血糖降下薬の順に下がっていった[16]．このように，糖尿病治療薬ではアドヒアランスが低いことが報告されている．経口血糖降下薬のアドヒアランスとHbA1cの低下については有意な相関があるという[17]．したがって，残薬を確認することは，患者の病気を管理するうえで重要である．

なお，薬剤師に対しては，残薬確認を含めた薬剤服用歴管理指導を充実させることが求められており，管理指導料を算定する条件として，「患者ごとに作成された薬剤歴や，患者又はその家族等からの情報により，これまで投薬された薬剤のうち服薬していないものの有無の確認を行うこと」と記載されている．

◇薬剤添付文書の記載と問題点について

医療用医薬品添付文書（以下，添付文書）は，医薬品医療機器等法で規定された製品説明書であり，医師，歯科医師および薬剤師に対する基本情報を企業が作成したものである．

さて，添付文書内に，「眠気を催すことがあるので，本剤投与中の患者には自動車の運転等危険を伴う機械の操作には従事させないよう十分注意すること」（運転等禁止），あるいは「眠気を催すことがあるので，本剤投与中の患者には自動車の運転等危険を伴う機械の操作には特に注意させること」（運転等注意）と記載されている薬剤がある．レセプト情報データベースに基づく調査では，何らかの医薬品が投与された25歳以上の外来患者の73%が，これらの記載がある薬剤を投与されていたという[18]．このような患者に対して，すべて自動車の運転を禁止することは不可能である．もし，そうであるならば，ある一定の病気を有する患者は自動車の運転ができないということになる．

たとえば，抗てんかん薬には，運転等禁止の記載がある．この添付文書の記載に従うならば，抗てんかん薬を内服している患者は自動車を運転できないことになる．しかし，「3.病気の管理と自動車運転」(p28〜)で述べたように，病気が良好にコントロールされ，安全運転をできる状態であれば，運転が法的に認められている．したがって，添付文書におけるこの表現はわが国で定められている法の記載と矛盾している．

また，添付文書内にこの記載がある薬剤が，必ずしも眠気などの副作用の発現率が高いとは限らない[19]．同じ薬剤でも，海外で発売されているものの添付文書内には，運転等禁止や運転等中止の記載があるが，わが国における添付文書に，その記載がないものもあるという[20]．そして，表2で紹介したアルコールを含有する抗がん剤でも，添付文書内に自動車運転に注意すべき記載がないものが多い．このように，添付文書の記載は，さまざまな面で整合性がとれていないといわざるを得ない．

添付文書の記載が医師の処方権を縛るものではないことを，まずご理解いただきたい．

◎適切な患者指導

病気のコントロールをまず優先すべきであり，そのために適切な薬剤が使用されなければならない．実務上は添付文書の記載を十分に考慮したうえで，主治医が患者に対して適切な処方薬を選択すべきである．

副作用が全くない薬剤は存在せず，また，副作用の発現については個人差があり，さらに同一人物でも体調に左右される．したがって，自動車運転に支障をきたす副作用が生じる可能性がある場合は，その旨，患者に情報提供を行う必要がある．これについては，医師法第 23 条に，「医師は診察した本人またはその保護者に対し，療養の方法その他保健の向上に必要な事項の指導をしなければならない」と記載されていること，あるいは医薬品医療機器等法第 1 条 5 項で,「薬剤師は調剤した薬剤の適正な使用のために必要な情報を提供しなければならない，使用上の注意についても，必要な事項を指導または情報提供すること」などと規定されていることからも明らかである．

特に検査や診療の過程で薬剤を投与した際には，その旨を患者に説明する必要がある．たとえば，眼科の検査において，薬剤で散瞳させることがある．この検査の後に自動車を運転することは危険であり，したがって，事前に自動車を運転して来院しないような説明が必要である．また，内視鏡検査で鎮静薬を投与することがあるが，この点も同様であり，患者に使用する薬剤についての説明を行うべきである．

かつて，逆流性食道炎と診断された 60 歳代の女性が，内視鏡検査を受けた．睡眠導入薬であるドルミカムの静脈注射後に内視鏡検査を受け，終了後に拮抗薬であるアネキセートが投与された．女性は自動車を運転して帰路についたが，運転中に意識が朦朧として衝突事故を起こした．女性は，検査の際に睡眠導入薬が用いられることや検査後に自動車を運転することが危険であるとの説明を受けなかったとして，病院に対する損害賠償請求訴訟を行った．この民事裁判では，説明義務違反があったとして，病院に対して約 610 万円の賠償を命じたという[21)]．

この他，医療従事者が処方ミスを行い，患者に処方されるべき以外の薬剤が投与されて，これを服用した患者が薬の作用で意識が朦朧として自動車事故を起こしたという報告もある．

参考文献

1) Vingilis E, Wilk P：Medical conditions, medication use, and their relationship with subsequent motor vehicle injuries：examination of the Canadian National Population Health Survey. *Traffic Inj Prev* **13**(3)：327-336, 2012.
2) 藤田 尚，坂本哲也：英国における医師の通報ガイドラインに沿った運転者の体調変化に起因したわが国の交通事故の実態調査．*Prog Med* **32**(10)：2275-2282，2012.
3) 岩田健司：意識消失による自動車事故症例の検討．*Prog Med* **32**(10)：2271-2274，2012.
4) Hitosugi M et al：Support for the stroke patients in resumption of driving：a patient survey and driving simulator trial. *Int J Gen Med* **4**：191-195, 2011.
5) Verster JC, Roth T：Standard operation procedures for conducting the on-the-road driving test, and measurement of the standard deviation of lateral position(SDLP). *Int J Gen Med* **4**：359-371, 2011.
6) 安藤 剛・他：有害事象自発報告データベース（JADER）からみた医薬品による交通事故．日交通科会誌 **16**(1)：46-51，2016.
7) Brubacher JR et al：Medications and risk of motor vehicle collision responsibility in British Columbia, Canada：A population-based case-control study. *Lancet Public Health* **6**(6)：e374-e385, 2021.
8) Orriols L et al：The impact of medicinal drugs on traffic safety：a systematic review of epidemiological studies. *Pharmacoepidemiol Drug Saf* **18**(8)：647-658, 2009.
9) Orriols L et al：Benzodiazepine-like hypnotics and the associated risk of road traffic accidents. *Clin Pharmacol Ther* **89**(4)：595-601, 2011.
10) 一杉正仁：薬剤の内服と自動車運転，添付文書をどう解釈するか．*Dermatology Today* **8**：15-16，2012.
11) 布井清秀：緊急を要する高血糖・低血糖．*Medicina* **45**(6)：1058-1061, 2008.
12) 松村美穂子・他：糖尿病患者の自動車運転．*Prog Med* **32**(8)：1605-1611，2012.
13) 伴 晶子・他：パクリタキセル製剤に含まれるアルコールの影響に関する検討．日病薬師会誌 **45**(8)：1123-1126，2009.
14) 一杉正仁：運転管理に必要な疾病・薬剤の知識．労働科学 **87**(6)：240-247，2011.
15) DiMatteo MR：Variations in patients' adherence to medical recommendations：a quantitative review of 50 years of research. *Med Care* **42**(3)：200-209, 2004.
16) Manteuffel M et al：Influence of patient sex and gender on medication use, adherence, and prescribing alignment with guidelines. *J Womens Health (Larchmt)* **23**(2)：112-119, 2014.
17) Rozenfeld Y et al：Oral antidiabetic medication adherence and glycemic control in managed care. *Am J Manag Care* **14**(2)：71-75, 2008.
18) 寒河江和子・他：車の運転と薬剤．調剤と情報 **11**(3)：443-456，2005.

19) 木津純子，堀 誠治：第二世代抗ヒスタミン薬の薬物相互作用に関する文献的検討．医薬品相互作用研究 **34**(1)：23-31，2010.
20) 木津純子：薬剤と眠気．*Prog Med* **33**(12)：2595-2599，2013.
21) 馬場美年子：健康起因事故と法律．医学と看護社，2016.

column

事故が起きた際の主治医の責任

慶應義塾大学医学部総合医科学研究センター 馬場美年子

脳卒中後に運転を再開するには，主治医の診断書を提出して公安委員会の許可を得なければならない．しかし，運転再開に関する明確な判断基準がないため，評価が困難な場合もある．

主治医が，「運転を控えるべきとはいえない」という診断書を作成し，この診断書に基づいて運転を許可された患者が，その後事故を起こしてしまった場合，主治医は何らかの法的責任を問われるのだろうか．

2013 年参議院法務委員会において警察庁交通局長は，「医師が故意に虚偽の診断書を作成した場合は別にして，医師がその良心と見識に基づいて行った診断に基づき作成した診断書について，結果的にそれとは異なる結果が生じたからといって，それを理由に刑事責任を問われるということは通常想定できないのではないか」[1)] と答弁している．したがって，医師がその良心と医学的知見に基づいて診断を行った場合，たとえその診断が誤っていたとしても，医師が刑事上の責任を問われることはないだろう．もちろん，安全な運転が不可能であることが明らかであるにもかかわらず，患者やその家族の求めに応じて，「運転を控えるべきとはいえない」という診断をした場合などは，公立病院の医師であれば虚偽公文書偽造（刑法第 156 条：1 年以上 10 年以下の懲役），開業医や民間病院の医師であれば虚偽診断書作成（刑法第 160 条：3 年以下の禁錮または 30 万円以下の罰金）に該当する．

一方，事故によって患者自身あるいは第三者が被害を被った場合，適切な検査・診察を怠るなどにより診断に過失が認められれば，民事上の責任として損害賠償を請求される可能性は否定できない．過失の有無は，診療当時に臨床の現場で求められる医学水準のレベルを満たしていたかどうかで判断される[2)]．

いずれにしても，良心に従って真摯に診断を行うことが必要である．

文献

1） 第185回国会参議院法務委員会会議録第6号．平成25年11月19日．
2） 平成7年6月9日最高裁判決．

5 運転再開の流れ

本項のポイント

- 運転免許試験場で適性相談・検査を受けることから始まる.
- 主治医の診断書の記載には，脳卒中の状態のみならず，身体機能，高次脳機能なども含めた判断が必要となる.
- 運転免許証の自主返納で，運転経歴証明書が申請できる.

東京都リハビリテーション病院リハビリテーション科 武原 格

◇脳卒中患者の運転再開の流れ

脳卒中患者が自動車運転を再開するためには，①運転免許試験場で適性相談を行い，必要に応じ適性検査を受検すること，②主治医の診断書を運転免許試験場に提出すること（この診断書は，医療機関独自の診断書ではなく，運転免許試験場にある運転再開に関する診断書である），が必要である．そして，①および②がともに運転再開可能と判断されれば運転再開となる．あるいは適性相談を受けた者のうち，免許の取得などの判断が主治医の診断書でできる場合は，臨時適性検査を受検せずに診断書のみで運転再開可能となる（図 1）．

しかし，病状により運転再開が困難と判断されることもある．その場合，運転免許証が取り消された日から 3 年以内に病状が改善し，運転可能と判断されれば学科試験および技能試験が免除される．以下，これらの流れの詳細について説明する．

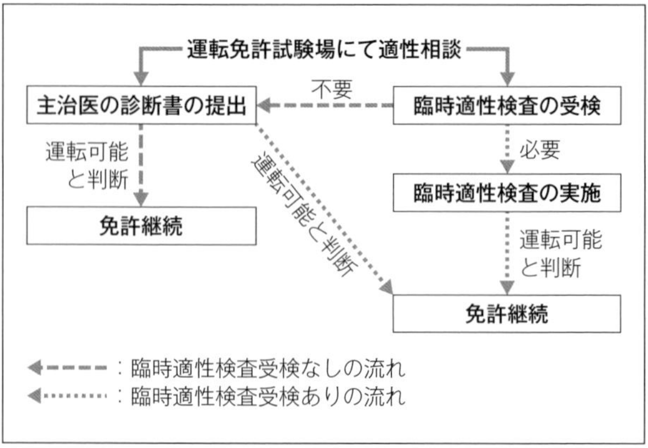

図 1　運転再開の流れ

◇免許証の取得の有無による手続きの違い

免許未取得の障害者の場合は，自身の障害の程度で運転を行うことができるかどうかについて，運転免許試験場に行き運転適性相談・検査を受ける．その結果により無条件適格（条件なし），条件付き適格（安全な運転を行える範囲の免許種別や車種，構造，補装具の使用の条件），不適格（免許取得が認められない）のいずれかに判断される．無条件適格および条件付き適格においては，指定自動車教習所での教習を受け，運転免許試験場にて適性検査および学科・技能試験を受検し，合格すると運転免許証が交付される（図 2）．

免許取得後に障害を生じた場合も，運転免許試験場にて運転適性相談・検査を受け，その結果により無条件適格（障害前と同じ条件），条件付き適格（運転補助装置の設置など），不適格のいずれかに判断される．条件付き適格では，車両改造などが行われ運転再開となる（図 3）．免許未取得の障害者と異なり，教習受講や学科・技能試験の受検は不要である．

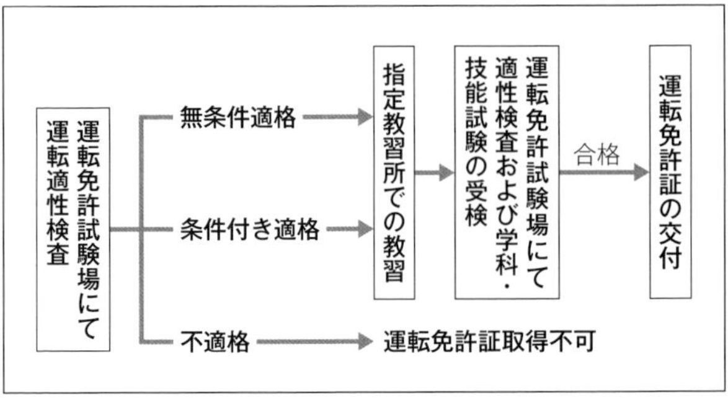

図２　免許未取得者に障害が生じた場合
主治医の診断書にて運転可能と判断されていることが必要.

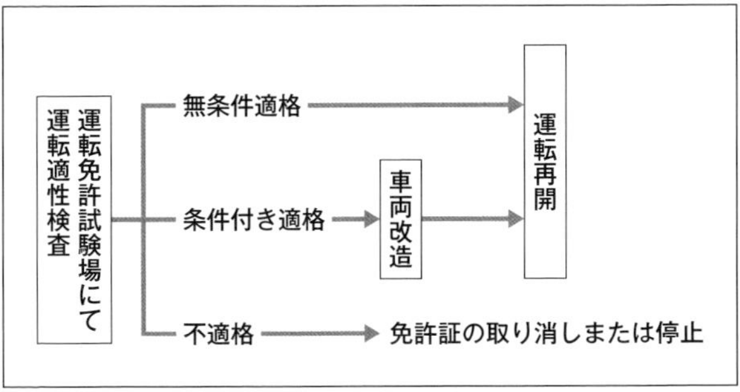

図３　免許取得者に障害が生じた場合
主治医の診断書にて運転可能と判断されていることが必要.

◇適性相談・検査

運転免許試験場にて適性相談を受ける．各都道府県の警察のホームページによると，適性相談の対象において，脳卒中に関係する事項としては，過去５年以内において，病気を原因として，または原因は明らかでないが意識を失ったことがある方や，過去５年以内において，病気を原因として，身体の全部または一部が一時的にでも思い通りに動かせなくなったことがある方が挙げられている．他にも病気により自動車などの運転に支障がある方は，症状によっては，運転免許が取得できなかったり，取り消されたりする場合があると明記されており，そのなかには具体的に脳梗塞，脳出血，くも膜下出血など脳に関する病気が含まれている．このように脳卒中患者が自動車運転を再開する前には，適性相談を受ける必要がある旨が記されている．

適性検査では，視力，色彩識別能力，聴力，運動能力が検査される．二種免許，中型・大型自動車，けん引に関しては，深視力が追加される．高次脳機能障害については，ドライビングシミュレーターなどを用いた検査が行われ，身体障害については車への乗降動作やハンドル，アクセル，ブレーキ操作などについて確認される．

◎主治医の診断書

脳卒中の場合は，認知症と異なり，病名によって免許の停止や取り消しとはならない．また，てんかんのように，てんかん発作後2年間は運転を控えるようにといった明確な規定も存在していない．脳卒中患者の個々の障害などが自動車運転に影響を及ぼさないか個別に判断される．そのため，診断書の記載には，疾患自体が良好にコントロールされていることはもちろん，身体機能，高次脳機能なども含めた判断が必要となる．脳卒中の場合は，脳損傷部位や脳損傷の大きさにより，出現する症状や障害の程度が異なるため，脳卒中患者に対し，各種評価を行って診断書を記載することが望まれる．

診断書の体裁は各自治体によって異なるが，記載する内容に大きな差異はない．筆者が勤務している病院のある東京都を例に診断書（図4）について解説する．1には，氏名，生年月日，年齢，住所を記載し，男女を選択する．2には，医学的判断として病名，総合所見を記載する．3は現時点での病

《脳卒中・脳腫瘍・頭部外傷等の脳神経疾患関係》

診　断　書　（東京都公安委員会提出用）

1　氏名　　　　　　　　　　　　　　　　　男・女

生年月日　　T．S．H　　　年　　月　　日生（　　歳）

住所

2　医学的判断

○　病名

○　総合所見（現病歴、現症状、重症度、治療経過、治療状況など）

3　現時点での病状（改善の見込み等）についての意見
（該当する項目のアからカのいずれかを○で囲む）

ア　脳梗塞等の発作により、次の障害のいずれかが生じているため、運転を控えるべきである。（該当部分に☑印）

□　意識障害、見当識障害、記憶障害、判断障害、注意障害等

□　身体の麻痺等の運動障害（但し慢性化した運動障害のみであれば下記「カ」を検討）

□　視覚障害（視力障害、視野障害等）

イ　上記アの障害が繰り返し生じているとは言えないが、「発作のおそれの観点からは運転を控えるべき(ａ)」と診断される。

ウ　上記アの障害が繰り返し生じているとは言えないが、現時点では「前記(ａ)」と認められるものの、今後６か月〔若しくは６か月より短期間（　　か月）〕以内に「発作のおそれの観点から運転を控えるべきとはいえない（運転可能）(ｂ)」と診断できることが見込まれる。

エ　上記アの障害が繰り返し生じているとは言えないが、現時点では「前記（ａ）」と認められるものの、６か月〔若しくは６か月より短期間（　　か月）〕以内には、今後（　　）年程度であれば「前記(ｂ)」と診断できることが見込まれる。

オ　上記アの障害が繰り返し生じているとは言えず、今後（　　）年程度であれば、発作のおそれの観点からは、運転を控えるべきとは言えない。

カ　上記アからエのいずれにも該当せず、運転を控えるべきとは言えない。（該当部分に☑印）

□　回復して脳梗塞等にかかっているとは言えない。

□　脳梗塞等にかかっているが、発作のおそれの観点からは、運転を控えるべきとは言えない。

□　発作のおそれはないが、慢性化した運動障害がある。

4　その他参考事項

専門医・主治医として以上のとおり診断します。

年　　月　　日

病院又は診療所等の名称・所在地

担当診療科名

担当医師氏名

図４　東京都の診断書

状についての意見とあり，ア～カのなかから選択する．このなかで，オまたはカを選択すれば運転再開許可となる．4のその他参考事項については，「軽度の右半側空間無視があるため運転への影響について確認をお願いします」や，「右足部のクローヌスがあるため，ペダル操作が安全にできるか確認をお願いします」などを記載する．

◎臨時適性検査等実施要領の改正

2014年6月1日に一定の病気等に係る臨時適性検査等実施要領の改正が行われ，適性相談を受けた者のうち，免許の取得等の判断が主治医の診断書でできる場合は，診断書の提出の意思を確認し，提出の意思がある場合は，診断書のみで問題がなければ臨時適性検査にかえることができる，となった．そのため，臨時適性検査を受けずに診断書のみで運転再開が可能となっていた．しかし，2022年5月13日に改正された道交法では，一定の病気等が疑われる運転免許保有者に対して，適性検査を行い，さらに診断書提出命令を行うことができるように変更となった．だが，現実的には適性検査は必ずしも行われず，診断書の提出をもって運転再開の判断がなされている状況は多々みられる．

◎障害の改善に長期間を要する場合

高次脳機能障害や失語症などは，長期間リハを行うことにより，症状が改善し運転再開可能となる場合がある．しかし，症状の改善より前に運転免許証の更新日となることも少なくない．道交法では，免許証の更新期限より6カ月以上運転を控えることが必要となれば，いったん免許の取り消しとなる．そのため，以前は免許が取り消された後に運転可能と判断された場合，学科試験や技能試験を改めて受験する必要があった．

しかし2014年6月1日より施行された道交法の改正により，有効期限内の免許証を保有している場合において，一定の症状を呈する病気にかかっていることを理由に運転免許を取り消された者が，その後，病気の回復により運転免許の取得が可能となった場合，取り消された日から3年以内であれば学科試験および技能試験が免除となった．また，一定の症状を呈する病気にかかっていることを理由に運転免許を取り消された者が，取り消しから3年以内に次の運転免許を取得した場合，当該の取り消された免許を受けていた期間および次の免許を受けていた期間が継続していたものとみなされるようになった．つまり，運転免許取り消し前が優良運転者であれば，次の運転免許も優良運転者とみなされ，免許証の有効期限も3年ではないなどの法令上の優遇措置が受けられることとなった[1)]．

ここでいう一定の症状を呈する病気（p21参照）とは，てんかんや，統合失調症などとともに，自動車などの安全な運転に必要な認知，予測，判断または操作のいずれかに係る能力を欠くこととなるおそれがある症状を呈する病気となっている[2)]．脳卒中もこのなかに含まれるため，運転免許証更新期限より6カ月以上運転を控えること（運転免許証の取り消し）が必要であると考えられる患者に対しては，このような法律の仕組みを説明し，リハビリテーション訓練をしっかりと行うことが大切である．

病気・身体障害・中毒などを理由とした免許の処分については，一定の症状を呈する病気や中毒などが判明すると，1年の欠格期間を指定して，その者の免許の取り消し，または6カ月を超えない範囲で，その者の免許の効力を停止することができるとされている．ただし，6カ月以内に処分対象者に該当しなくなる見込みがある場合は，6カ月以内の免停となる（図5）．

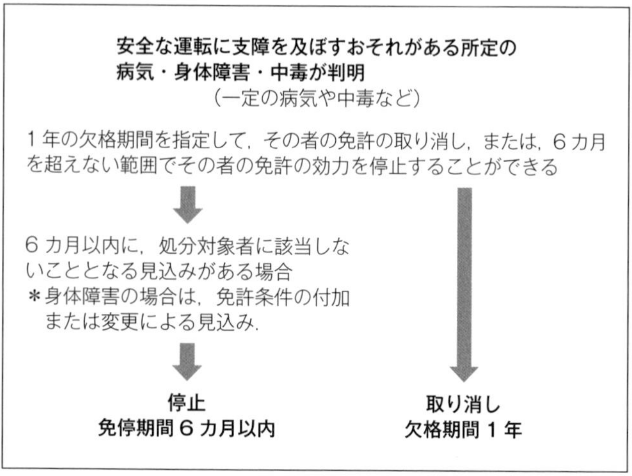

図5　病気・身体障害・中毒などを理由とした免許の処分について

入院などにより，やむを得ず免許証の有効期限が切れた者を「やむを得ず失効者」とよぶ．免許証の有効期限が切れた日から6カ月経過していない場合は，特定失効者に対する講習を受講し，適性検査に合格すれば，免許証が交付される．失効後6カ月を超えた者でも，失効後3年を経過していない場合に限り，やむを得ない事情が止んだ日から1カ月以内であれば特定失効者に対する講習を受講し，適性検査に合格すれば，免許証が交付される．失効後6カ月を超え，やむを得ない事情が止んだ日から1カ月以上経過した場合は，運転免許試験を改めて受けなければならないが，失効後1年以内であれば，大型免許・中型免許・普通免許（1種・2種）に限り，仮免許の学科試験・技能試験が免除される（図6）．

◇運転経歴証明書について

すべての脳卒中患者が運転再開可能となるわけではない．運転免許証は，運転を行うために必要なライセンスである

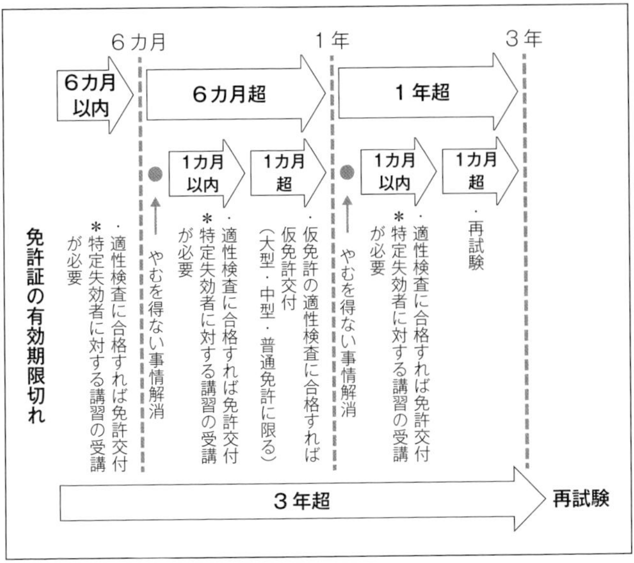

図6 「やむを得ず失効」について

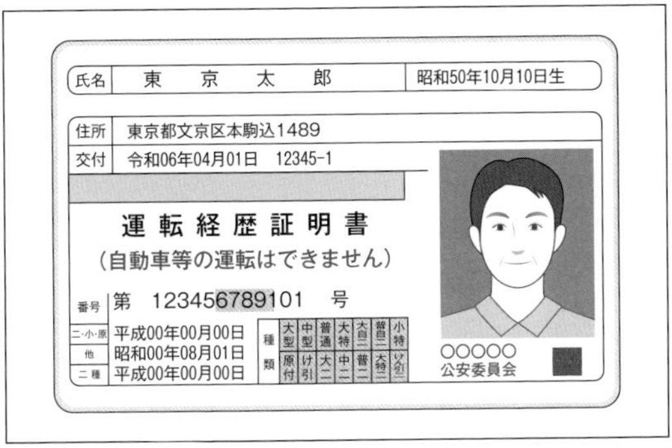

図7 運転経歴証明書

が，わが国では身分証明書の役割も果たしている．そのため，運転免許証がなくなると日常生活に不便を生じかねない．

運転経歴証明書（図7）は，運転免許証と同様に身分証明書として使用できる．運転経歴証明書を入手するには，運転免許証を自主的に返納し，運転経歴証明書を申請する必要がある．しかし，何らかの理由により，免許取消処分により免許を失効した場合は，運転経歴証明書は発行されない．運転免許を返納した日からさかのぼって5年間の運転経歴を証明するもので，運転経歴証明書を提示することにより，地域によって異なるがさまざまな特典を受けることができる[3)]．

参考文献

1) 宮島克益：一定の症状を呈する病気等に係る運転免許制度の一部改正について．*MB Med Reha* **184**：27-33，2015.
2) 塚本高弘：わが国の自動車運転免許制度．高次脳機能障害者の自動車運転再開とリハビリテーション1（蜂須賀研二編著），金芳堂，2014，pp10-17.
3) 警視庁：運転免許証の自主返納・運転経歴証明書について：https://www.keishicho.metro.tokyo.lg.jp/menkyo/korei/henno_keireki.html（2023年9月27日閲覧）

column

わが国の交差点ではなぜ，右折事故が多いのか？

東京慈恵会医科大学附属第三病院リハビリテーション科 渡邉 修

わが国の2020（令和2）年の交通事故件数は309,178件で，そのうち交差点内の事故は132,285件であり，おおよそ全体の1/3を占めていた．この交差点内の事故のうち，車両相互の事故をみると，左折時衝突が10,235件に対し，右折時衝突は，21,875件と2倍以上であった（交通事故総合分析センター）．一方，米国運輸省道路交通安全局が報告した，2005～2007年に米国で発生した756,570件の交通事故は，その36%が，わが国と同様に交差点関連であり，そのうち，右折事故は1.2%，左折事故は，22.2%であった．このように，右折事故と左折事故は，明らかに車両が左側通行なのか右側通行なのかに関連している．

図は，わが国のような，車両が左側通行をする場合の交差点である．左折する場合は，運転者は主に左側の歩行者などに注意を向ける．一方，右折する場合は，①前方の自動車とともに，②右

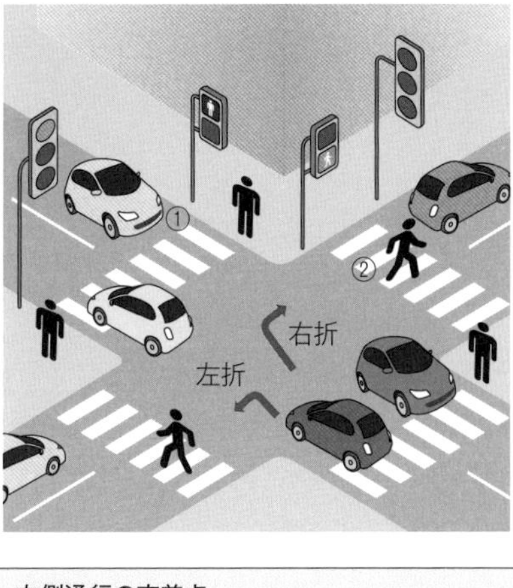

図　左側通行の交差点

側の歩行者などに注意を向ける必要がある．前方の自動車は直進するのか？　その動きを予測し，さらにそのスピードを推測し，自分の車の右折のタイミングを判断しなければならない．しかも，右折先の歩行者などの動きにも同時に注意を配分する必要がある．すなわち，右折時には，複数の事象への注意の配分をより求められることになる．この点が，右折事故に関連する大きな原因である．

物事に「注意を向ける」という能力は，ヒトの日常生活において欠かすことのできない基本的な認知機能である．この「注意」には，以下の４種が区別されている．高速道路で長時間，運転に取り組む集中力は「持続性注意」という．駐車場の車の中から自分の車を探し出す注意力は「選択性注意」という．街角に立つ子どもへの注意を，次の瞬間には，反対側に立つ子どもへの注意に切り替える注意力を「転換性注意」という．そして，交差点の右折時のように，正面の自動車や右側の歩行者，信号機などいくつもの刺激へ同時に払う注意を「配分性注意」という．この４種の注意の中でも，配分性注意が若年層でも最も損なわれやすく，さらに加齢の影響も受けやすい．この点が，右折時に事故が発生しやすい理由である．

交差点での右折事故を予防するためには，①交差点では右折事故が多いことをあらかじめ自覚しておくこと，②右折時は，すべての動作に時間をかけること，すなわち，前方の反対車線から来る車の動きを十分に時間をかけて予測し，極力，優先させ，同時に，右側の歩行者や自転車などの動きをも時間をかけて把握すること，である．配分性注意を正確に遂行するためには，時間的負荷をなるべく少なくすることがよい．慌てずに，時間をかけたハンドル，ブレーキ操作が大切である．

6

運転にかかわる身体機能

本項のポイント

- 身体機能障害があっても自動車運転に支障がなければ運転は再開できる可能性がある.
- 視野障害および複視など，視機能について精査する.
- 脳卒中による身体機能障害の特性に応じて運転補助装置の使用や自動車改造を適切に行う.
- 加齢による身体能力の低下が運転操作に及ぼす影響を理解する

東京都リハビリテーション病院理学療法科
廣澤全紀／平野正仁

はじめに

道交法において規定された自動車運転に必要な身体機能は「2. 道路交通法の理解」(p16～) を参照. 前述の身体機能障害の他にも，脳卒中患者は運動麻痺，感覚障害，痙縮，視野欠損，複視などのさまざまな障害が生じ得る. 近年，脳卒中によって生じる身体機能障害がどの程度であれば，自動車運転再開を検討できるかさまざまな報告がなされている. 本項では，運動能力と視機能を中心に，身体機能障害を呈した脳卒中患者への自動車運転再開に向けた支援について述べていく. さらに，片麻痺の身体機能特性に応じた運転補助装置と自動車改造の実際について紹介する.

表1　運転再開群と非再開群の身体機能検査の比較

	運転再開群	非再開群	p 値
上肢(Brunnstrom Stage)	5.4±1.0	4.6±1.3	0.03
手指(Brunnstrom Stage)	5.5±1.0	4.5±1.6	0.03
下肢(Brunnstrom Stage)	5.6±1.0	4.7±1.2	0.01
Functional Reach Test(cm)	34.1±8.0	34.8±7.0	0.90
Timed Up and Go Test(秒)	11.0±6.8	14.0±9.7	0.26
片脚立位（健側）（秒）	38.6±19.8	34.4±21.8	0.56
片脚立位（患側）（秒）	21.4±22.5	16.9±21.1	0.52
10 m 歩行速度（秒）	8.8±3.3	12.2±8.6	0.13
10 m 歩行歩数（歩）	16.1±3.0	18.6±5.4	0.12

（武原・他，2014）[1]

◇運動能力

1. 運動麻痺

武原ら[1]は，自動車運転を希望した脳損傷者の運転再開群と非再開群の身体機能検査を比較した（表1）．2群間でバランス能力や歩行能力に有意差を認めないものの，運転を再開した者の運動麻痺が有意に軽度であり，脳損傷者は運動麻痺が重症であることによって運転再開を躊躇する可能性が指摘されている．その他の報告においても脳卒中後に自動車運転を再開した者はADLの自立度が高く，歩行補助具の使用率が低いといった特徴があり[2-4]，運動障害がより軽度な脳卒中患者が自動車運転を再開する傾向にある[5]．

上肢の運動麻痺については，Brunnstrom StageがⅠ～Ⅱの廃用手もしくは補助手であっても，適切な運転補助装置を利用して運転を再開している[6,7]．下肢の麻痺については，杖や短下肢装具などの補装具使用の有無にかかわらず，独歩可能であった者が運転を再開していることから[6,8-10]，下肢Brunnstrom Stage Ⅲ以上の運動機能が運転再開に必要になると考える．すなわち，下肢の運動麻痺そのものの重症度が運転技能に直接影響を及ぼすというより，自宅から駐車場まで，あるいは駐車後から目的地までの移動が成立していることが現実的な運転再開の前提になる．

2. 感覚障害

感覚障害については重症例においても運転の再開が報告されている[10)]．しかし，右片麻痺者において下肢感覚障害を有する場合は，たとえ麻痺が軽度であっても自動車改造を行い，左下肢での運転が勧められる[11)]．これは，右下肢での意図しないアクセル・ブレーキペダルの誤操作を防止するための対策となる．

3. 痙縮

痙縮については運転時間の延長に伴って痙縮が亢進する可能性を考慮し，ドライビングシミュレーターや自動車教習所などでの実車練習を一定時間以上継続して実施し，痙縮の状態の変化についてモニタリングする必要があると考える．上肢の痙縮が認められる場合は，ハンドル操作やレバーに干渉する可能性があるため，必要に応じてスリングなどで制限することを検討する．下肢の痙縮が認められる場合は，ペダルへの干渉を防ぐために，自動車改造によって下肢とペダルとの間に誤操作防止のプレート設置を検討する（図）．また，右足クローヌスの出現を認める場合は，繊細なペダル操作に支障をきたすおそれがあるため，自動車改造による左下肢でのペダル操作を検討する．

◇視機能

視覚障害を有すると交通事故率が高く[12)]，健常者と比較して交通事故率が約 2 倍であることが知られており[13)]，視覚障害と交通事故との強い関連性がうかがえる．

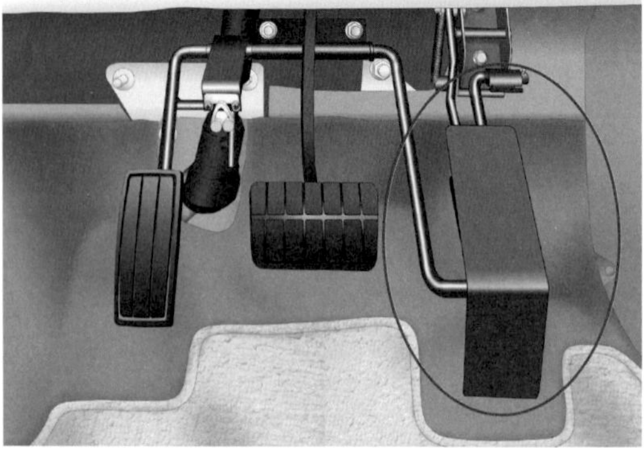

図　左足操作用アクセルペダル（干渉防止プレート付き）
アクセルペダルへの下肢の干渉をプレートによって防いでいる.
（画像提供：有限会社フジオート）

一眼視力が0.3に満たない場合のみ他眼の視野が150度以上であることが問われる．しかし，脳卒中による同名半盲や1/4半盲の場合は中心部視力が保たれているため[14]，両眼の視力検査の基準を満たし，視野障害が適性検査上で表面化しないことが懸念される．視野欠損，複視および同名半盲は自動車の安全な運転に大きく影響するとの報告がある[11,14]．病巣やADLなどから視野障害が疑われる者は，眼科にて視野検査を行い，視野欠損の程度を確認する必要があろう．ただし，有効視野と事故率との関係は定量化されておらず，視野欠損の有無のみで運転再開の可否を判断することは難しい[15]．近年は，自動車運転に関する視覚性注意機能の指標として，有効視野（Useful Field of View；UFOV）検査が使用されることが多い[16]．

◇片麻痺による身体機能障害の特性に応じた運転補助装置と自動車改造

運転に支障を及ぼすおそれのある四肢または体幹の障害を

呈したとしても，身体の状態に応じた補助手段を講ずることにより自動車運転に支障を及ぼすおそれがなければ，運動能力を理由に免許の取り消しや停止といった処分は免れる．したがって，自動車運転再開を希望する脳卒中患者の多くは，適切な運転補助装置の使用や自動車の改造によって，法令上の運動機能にかかわる規定を満たす可能性が高い．

近年のシステマティックレビューでは，レビューに組み込まれた 17 文献のうち 16 文献が「大脳半球の障害側は運転評価の結果に影響を及ぼさない」と報告している[17]．しかし，国産車はアクセルやブレーキペダルであれば右足での操作，シフトレバーであれば左上肢での操作など，目的とする操作ごとに左右上下肢の使用頻度が異なる．左右の麻痺の特性に応じた運転補助装置の使用や自動車改造がなされていることが前提となる〔自動車改造の詳細は「9. 自動車改造について」(p 101〜) を参照〕．

◇自動車運転と加齢のかかわり

日本脳卒中データバンク 2022 によると，脳卒中患者（脳梗塞，TIA，脳出血，くも膜下出血を含む）における年齢の中央値は 76 歳であった[18]．脳卒中患者の運転再開を支援するうえで，加齢による身体機能低下を考慮しなければならない．高齢ドライバーは，個人差があるものの，加齢に伴う視力低下，視野障害，反射能力や身体能力の低下により，運転操作に必要な安全運転行動や運転技能の低下をきたしていることが多い（表 2）．加齢による身体機能の低下は徐々に進むことから自覚しにくいという特徴が指摘されている[19]．特に，視野障害をきたす緑内障は，国内の疫学調査で 89％が無自覚・未治療であったことが報告されおり，一眼が見えづらくても他眼で補うことができるため，症状に気づくのが遅れやすい[20]．視野障害では上方視野が障害された場合に信号や標識

表２　加齢により低下することが予測される運転技能

知覚・運動機能面
・ハンドル操作がぎこちなくなり，アクセル，ブレーキ操作が遅くなる
・視力低下，視野の狭窄化により人や標識，信号を見落とす
・聴力の低下により周囲のブレーキ音や緊急車両等の警報音が聞き取りにくくなる
・前方の突然のブレーキに瞬時に対応できなくなる
認知機能面
・注意機能の低下により標識や信号など周囲の環境に注意を向けることができなくなる
・視空間認知機能の低下により前方車両との適切な距離感がつかみづらくなり，カーブなどの際，車線からはみ出す
・遂行機能の低下によりアクセル，ブレーキの踏み間違いや複数の情報処理が困難になる
・記憶機能低下により書式に記載された情報保持が困難であり，どこに行くのか忘れ道に迷う

（公益社団法人日本リハビリテーション医学会 臨床医のための脳卒中・脳外傷者の自動車運転に関する指導指針策定委員会，2021）[19]

が見づらくなり，下方視野が障害された場合に左右からの飛び出しへの反応が遅れる可能性がある．したがって，視野検査の結果によってどのような場面で事故が起こりやすいのか注意喚起することが重要となる．

心身機能が低下した高齢ドライバーには，交通事故防止のために，また運転を長く続けるために「安全ゆとり運転」が勧められている[21]．「安全ゆとり運転」は，運転する時と場所を選択し，運転能力が発揮できるよう心身状態および環境を整え，加齢に伴う運転技能の低下を補う運転方法で，運転前と運転中，各場面で表３に示す方法を心がける．運転再開を希望する脳卒中患者が疾病による影響に加えて，加齢による身体機能の低下によって安全な運転操作に支障をきたす可能性があることを認識し，「安全ゆとり運転」に取り組んでいただきたい．

表3　安全ゆとり運転

運転前
(1) 運転の制限 夜間の運転を控える 長距離の運転を控える 安全に走行できるルートを選ぶ 安全運転をサポートする自動車を運転する
(2) 運転前の準備 時間に余裕をもって出発する 体調を整えてから運転する 自動車の点検や車内の整理をする
運転中
(3) 速度を出さない 制限速度を守って運転する 以前よりスピードを出さないで運転する 自分が優先であっても見通しの悪い交差点では徐行する しっかり止まって安全を確認する
(4) 運転に集中する イライラしたり，焦ったりしないで運転する ながら運転をしない 脇見をしないで運転する
(5) 人や車から離れる 危ない車や人・自転車に近づかない 車間距離を十分に取る 後ろから車が来たら脇に寄せて先に行かせる 狭い道で対向車が来たら停止して待つ

おわりに

脳卒中による運動機能障害が重症であっても，適切な運転補助装置の使用や自動車改造によって運転を継続でき得る．しかし，自動車運転は運転する自動車まで自ら安全に歩行できることが前提となる．また，運転再開のためには適切な運転補助装置や自動車改造を施す必要がある．さらに，運転中の不測の事態に対処するための運動機能はその都度求められる．これらのことを十分に考慮したうえで，身体機能障害を呈した脳卒中患者の運転再開を支援していく必要があろう．

参考文献

1) 武原 格・他：自動車運転再開支援を行った脳損傷者の特徴と事故について．*Jpn J Rehabil Med* **51**：138-143，2014.
2) Fisk GD et al：Driving after stroke：driving exposure, advice, and evaluations. *Arch Phys Med Rehabil* **78**：1338-1345, 1997.
3) Yu S et al：Driving in stroke survivors aged 18-65 years：The Psychosocial Outcomes In StrokE(POISE)Cohort Study. *Int J Stroke* **11**：799-806, 2016.
4) Finestone HM et al：Differences between poststroke drivers and non-drivers：demographic characteristics, medical status, and transportation use. *Am J Phys Med Rehabil* **88**：904-923, 2009.
5) Marshall SC et al：Predictors of driving ability following stroke：a systematic review. *Top Stroke Rehabil* **14**：98-114, 2007.
6) 武原 格・他：脳卒中患者の自動車運転再開についての実態調査．日交通科協会誌 **9**：51-55，2009.
7) 倉坂美和：脳卒中後遺症における自動車運転の現状―アンケートおよび机上評価から．長野中央病医報 **4**：63-66，2011.
8) 万歳登茂子・他：社会生活に関連した動作―自動車運転．総合リハ **20**：907-910，1992.
9) 進藤伸一・他：脳卒中後遺症者の自動車運転の実態．理療研 **7**：57-64, 1990
10) 成田旬生・他：脳卒中片麻痺者の自動車運転状況．均衡生活学 **7**：1-7. 2011.
11) 武原 格：運転に求められる身体機能．脳卒中・脳外傷者のための自動車運転（林 泰史・他 監），第 2 版，三輪書店，2016，pp27-32.
12) Rubin GS et al：A prospective, population-based study of the role of visual impairment in motor vehicle crashes among older drivers：the SEE study. *Invest Ophthalmol Vis Sci* **48**：1483-1491, 2007.
13) Johnson CA, Keltner JL：Incidence of visual field loss in 20,000 eyes and its relationship to driving performance. *Arch Ophthalmol* **101**：371-375, 1983.
14) 蜂須賀研二：高次脳機能障害者の自動車運転と社会参加．高次脳機能障害者の自動車運転再開とリハビリテーション 1（蜂須賀研二 編），金芳堂，2014，pp26-35.
15) 武原 格：運転に求められる身体機能．総合リハ **45**：303-307，2017.
16) 公益社団法人 日本リハビリテーション医学会 臨床医のための脳卒中・脳外傷者の自動車運転に関する指導指針策定委員会：自動車運転に必要な身体，視覚および聴覚機能．脳卒中・脳外傷者の自動車運転に関する指導指針，新興医学出版社，2021，pp37-41.
17) Barco PP et al：Predicting road test performance in drivers with stroke. *Am J Occup Ther* **68**：221-229, 2014.
18) 日本脳卒中データバンク：「脳卒中レジストリを用いた我が国の脳卒中診療実態の把握」報告書 2022 年.
19) 公益社団法人 日本リハビリテーション医学会 臨床医のための脳卒中・脳外傷者の自動車運転に関する指導指針策定委員会：Question2-4-7 高

齢者に対し，自動車運転および運転免許についてどう指導するか？　脳卒中・脳外傷者の自動車運転に関する指導指針，新興医学出版社，2021，pp129-132.
20) 國松志保：高齢緑内障患者の自動車運転位おける注意点について教えてください．*Geriat Med* **58**：153-157，2020.
21) 公益社団法人 東京都医師会 高齢社会における運転技能および運転環境検討委員会：安全ゆとり運転の患者への指導方法．実地医家における高齢ドライバーへの指導ガイド，公益社団法人 東京都医師会，2023，pp6-7.

column

高齢者事故の特徴

滋賀医科大学社会医学講座法医学部門 竹田有沙

わが国では高齢化が進行しており，2022年には65歳以上の高齢者が総人口の29.1％を占めている．超高齢社会において，より多くの高齢者が交通社会に参加しており，交通事故死者数に占める65歳以上の割合は2012年以降一貫して50％を超えている[1]．死者の状態別に年齢分布をみると，65歳以上が占める割合が歩行者では73.9％，自転車乗員で64.9％と高い．高齢歩行者における死者が多いことはわが国の特徴であり，高齢歩行者事故は冬の夕方に多く発生し，また高齢自転車事故は10月以降の薄暮の頃に多く発生しているため，薄暮の時間帯でも相手に目立つ服装を心がけることが事故予防に有用である[2]．一方で，運転者を含む自動車乗員死者数に対する65歳以上の占める割合は52.6％であり，原付を含む二輪車乗員死者数に対しては17.9％と最も低かった．高齢自動車運転者にみられる致死的損傷の多くは胸部損傷である[3]．これは，加齢に伴い胸郭の耐性が低下することが原因と考える．したがって，高齢者に対してはシートベルトの着用を徹底したうえで，法定速度を遵守した安全運転を心がけるよう指導する必要がある．

ところで，原付以上運転者が第一当事者となった死亡事故件数を年齢別に調査したところ，2022年には50～54歳で223件と最も多く，85歳以上の80件よりはるかに多かった[1]．しかし，超高齢社会において高齢者の運転免許保有者が増加している背景を踏まえ，運転免許保有者10万人あたりの第一当事者である原付以上運転者の死亡事故件数を年齢群別に示すと，全年齢の平均は2.77であるのに対し，75～79歳で4.10，80～84歳で6.92，85歳以上で10.31と極めて高くなっている．したがって，高齢になるほど運転者が死亡事故を起こしやすい傾向にあるといえる．さらに，高齢の原付以上運転者が第一当事者となった死亡事故について，事故の類型を調査したところ，最も多いのは正面衝突等であり，2022年はこれらで43.9%を占めた．このほとんどの原因が運転操作ミスであると考えられており，事故を起こした高齢運転者へのインタビュー調査によると，特に気にしていないところで事故が起きたというのが最も多い[4)]．長年の運転経験で蓄積された自身の習慣による無意識的経験を背景に，今まで経験したことがない危険な事態が発生すると，慌ててパニック状態となり適切な危険回避行動をとれないと考えられている．高齢者に多いと考えられているブレーキとアクセルの踏み間違え事故については，前述のような慌て・パニックによりペダルを正確に踏み込む挙動に悪影響が生じている．さらに，加齢による身体感覚やバランス感覚の低下により，結果的にアクセルとブレーキを踏み間違えることがある．

さらに，正面衝突などによる事故と判断された中には，運転中の体調変化に起因した例が潜在する．すべての交通事故死の1割以上で運転者の体調変化が事故原因となっており，運転中に生じる体調変化の原因としては，心疾患，脳血管疾患，てんかんが多いが，その他失神，消化器疾患，めまいなども正常な運転を妨げる原因となっている[5)]．高齢者では何らかの病気の有病率も高くなるため，体調変化に起因した交通事故の予防にも心がける必要がある．

参考文献

1) 令和4年中の交通死亡事故の発生状況及び道路交通法違反取締り状況等について，警察庁交通局，2023，pp1-50.
2) 藤田 尚・他：日本外傷データバンクから見た高齢者交通事故の実態．高齢運転者の事故予防に向けた運転能力の適正評価と早期介入（平成29年～令和1年度）報告書，2021，pp26-29.
3) 高相真鈴・他：交通事故死剖検例における胸部損傷の分析．日職災医会誌：**67**(4)：355-359，2019.
4) 柴崎宏武：高齢運転者の交通事故の特徴と発生要因．自動車技術 **71**：71-77，2017.
5) 一杉正仁：体調変化に起因した事故の現状と予防対策，自動車技術 **70**：18-24，2016.

7 運転にかかわる高次脳機能

本項のポイント

- 自動車運転に求められる重要な高次脳機能として，注意の維持・選択・分配，転換機能，ワーキングメモリ，遂行機能，視空間認知機能，短期記憶，長期記憶，展望記憶が挙げられる．
- 両側前頭葉機能および右頭頂葉機能は必須であり，これらの広範な損傷では，運転再開は考えにくい．
- 運転再開に際しては，運転時間の短縮，運転時間帯の限定，夜間や悪天候時は運転をしない，運転する地域の限定，同乗者の付き添いなども考慮する．

東京慈恵会医科大学附属第三病院リハビリテーション科 渡邉 修

◇自動車運転の概念的モデルと関連する認知機能

Michon[1)] は，運転における認知機能に関し，3つの階層構造を提案した（図1，表）．すなわち，運転の全体を統括する認知レベル（どこに，どのような道順で，いつ出発し，いつ頃到着するのか，天候や渋滞の影響を考えた場合の運転の計画および変更など＝strategical level），次いで，運転中に行う安全性に配慮する認知レベル（走行場所や障害物に合わせたスピードや車間距離の調整など＝tactical level），そして，基本的な運転技術に関する認知レベル（アクセル，ブレーキ，ステアリングなどの操作＝operational level）である．

Strategical level は，運転目的と運転計画を立案し実行に移すまでの認知機能，および運転中の計画の柔軟な変更，決定を指す．運転中に起きるさまざま状況を可能性として想起

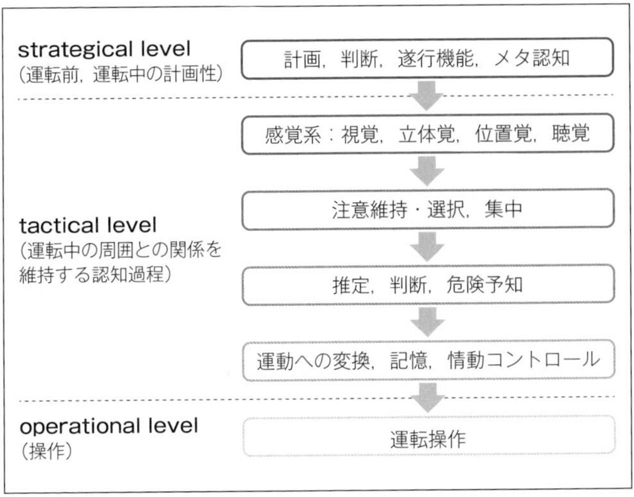

図 1　運転に関する概念的モデル　（Michon, 1985, 文献 1 を改変）

表　自動車運転の概念的モデルと対応する認知機能

	概念	具体的行為	対応する認知機能
strategical level	運転前の運転行為全体の計画や運転中の計画の変更を行う認知過程	目的地と最善の経路，時間の選定，危険の予測と回避	遂行機能（計画と実行），自己の能力の認識
tactical level	運転中の，車と周囲との関係をコントロールする認知過程	他の自動車との車間距離の維持，スピード調節，人や障害物の回避	注意機能，遂行機能，視覚走査能力，時間推定能力，視空間認知機能，視覚・運動変換能力，情報処理速度，情動のコントロール
operational level	運転中の，自動車を操作する認知過程	ブレーキ，アクセル，ハンドルを操作し，一定のスピードを維持し走行レーンを運転操作する	注意機能，運動感覚機能，操作知識，視覚・運動変換能力

（Michon, 1985）[1]

し，計画の取捨選択のなかから方向性を判断，決定していく．左右の前頭前野を主体とする遂行機能（計画と実行機能）が動員される．またこのレベルでは，運転の安全性に対する自己責任の自覚と，自己の運転能力の限界を自覚するメタ認知を含む．このレベルは，通常のドライビングシミュレーターで評価することは難しい．

Tactical level では，運転中の刻々と変化する状況に対応する認知機能が求められる．障害物を回避し車間距離を空けた安全な運転を実現するためには，注意機能，遂行機能，視覚走査能力，時間推定能力，視空間認知機能，視覚・運動変換能力を要し，両側前頭葉，右頭頂葉，後頭葉から頭頂葉に至る視覚処理機能が動員される．また，運転中の急な事態に対応しなければならないので，迅速な情報処理速度が保たれている必要がある．また，こうした運転を冷静に施行するうえで，情動をコントロールする能力も保たれている必要がある．

Operational level は，ブレーキ，アクセル，ハンドルなどを，視覚情報をもとに運動に変換する過程である．後頭葉から前運動野を経由して運動野に至る経路，前頭葉と基底核を結ぶ閉鎖回路，前頭葉と対側小脳とを結ぶ閉鎖回路が動員される．

以上の自動車運転にかかわる認知機能の局在を，左右の大脳半球上におおまかにプロットすると図2のように示すことができる．両側前頭葉に注意機能，遂行機能，展望性記憶（予定を記憶し適切な時期に思い起こす能力），ワーキングメモリ，病識（self-awareness），情動のコントロールの主座が，右頭頂葉に視空間認知の主座がある．また，左頭頂葉にアクセルやブレーキなどの操作を行う手順を司る機能がある．筆者らは，ドライビングシミュレーター運転中の脳血流動態を機能的近赤外分光法によって測定し，運転中は，両側前頭葉（特に右前頭葉）を中心とし，さらに両側頭頂葉（特に右頭頂

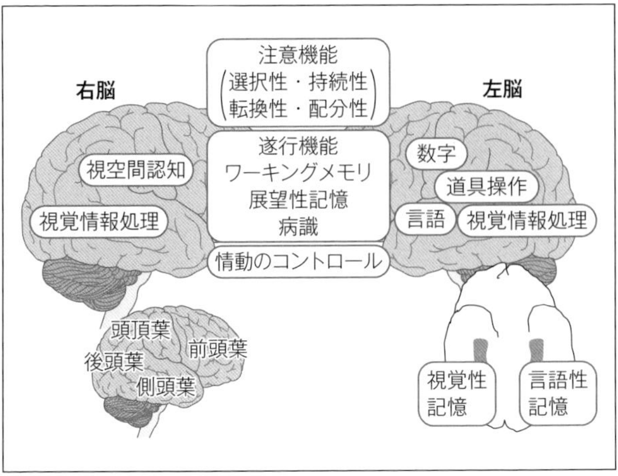

図２　運転に必須な主な高次脳機能と脳局在

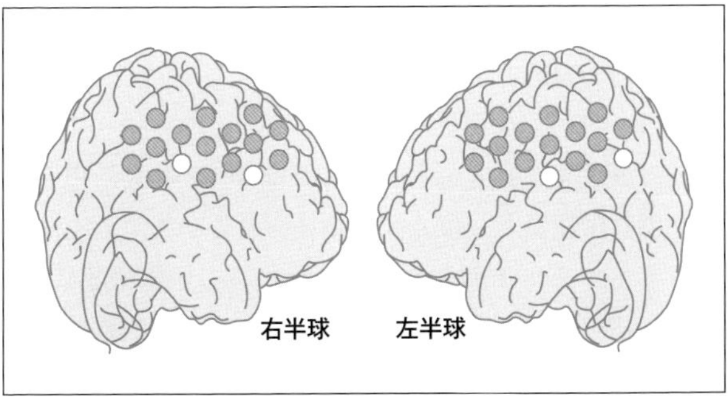

図３　健常者45名のドライビングシミュレーターによる市街地運転中の脳賦活部位

●部＝血流増加．近赤外分光法，平均加算．$p<0.0001$．

葉）が活動することを確認した[2]（図3）．すなわち，安全な自動車運転は，左右大脳半球の広範な高次脳機能を要する．

◇運転再開時に問題となりやすい脳卒中の特徴

1. 脳梗塞

前頭葉を背外側面から栄養する中大脳動脈の分枝が選択的

に閉塞しても損傷範囲は極めて限局しているので運転能力は保持されやすい．しかし，内頸動脈や中大脳動脈の本幹が閉塞する例や，前頭葉内側面を栄養する前大脳動脈や，その皮質枝の閉塞では，注意障害をはじめとする前頭葉症状がみられるので運転に際し精査を行う必要がある．

2. 脳出血

前頭葉皮質下出血および尾状核出血は，ほぼ全例，何らかの注意障害がみられる．また被殻出血の前方に広がるタイプや開頭術例も同様である．視床出血は，出血が内側核に及ぶ例や，さらに脳室に穿破する例は，内側核が前頭前野と線維連絡があることから前頭葉症状が現れやすく運転は困難な例が多い．

3. くも膜下出血

Anterior circulation に属する動脈瘤（内頸動脈－後交通動脈分岐部動脈瘤，前大脳動脈－前交通動脈分岐部，中大脳動脈分岐部動脈瘤など）は，前頭葉底面および側頭葉内側に位置することから，その破裂およびその後の血管攣縮により，前頭葉症状や記憶障害が顕著にみられやすい．脳卒中のなかでは，くも膜下出血が最も若年層から発症するので，社会復帰は大きな課題となる．

◇運転が可能な高次脳機能障害者の安全運転のための配慮

一般に認知障害のある者が新たに就労，就学などの作業に取り組む場合，個々の障害に見合った環境調整を含めた工夫が必要となる．自動車運転再開にあたっても同様であり，以下に配慮すべき注意点を列挙する．

1. ルートの選択

あらかじめ運転前にルートを確認する．ルートはシンプルなものにする．前述の strategical level を補うために，運転の全行程は，迷うことのない，明確・単純で，渋滞などの妨害刺激の少ないルート・時間帯をあらかじめ選択しておく．

2. 体調の確認

運転前に，体調が良好であることを確認する．睡眠不足や疲労感があれば中止する．運転時間は短くする．こまめに休養をとる．脳損傷者のなかには，精神的作業に対し耐久性が低く，易疲労性を有する例がある．前日の疲労が残っている場合は，注意障害，遂行機能障害が現れやすいので運転は中止する．

3. 注意の維持

運転中は話をしない．ラジオなども聞かない．同時に複数の課題をこなす二重課題は注意の配分を要し，前頭前野を含む大脳に負荷をかける結果となる．Just らは，機能的 MRI を用いて，運転をしながら，話しかけられた内容が正しいか誤りかを判断する課題を行ったところ，空間認知にかかわる頭頂葉の活動が 37%低下したと報告した[3)]．

4. 速度の調整

速度を上げない．一般に，作業負荷には，難易度を上げる場合（質的負荷）と速度を上げる場合（量的負荷）がある．いずれも注意集中力およびさらなる作業能力を要し，前頭前野をはじめ大脳にとって負担となる．したがって，脳損傷が背景にある場合，速度を上げることは，事故に結びつきやすくなる．また，動体視力は，一般に静止視力よりも低下することも速度を上げすぎないことの理由のひとつである．

参考文献

1) Michon JA：A critical view of driver behavior models：What do we know, what should we do?. In：Human behavior and traffic safety, Evans L, Schwing RC eds, Plenum Press, New York, 1985, pp485–520.
2) 渡邉 修・他：脳損傷者の自動車運転中の脳血流動態―機能的近赤外分光法による計測．日職災医会誌 **59**：238–244，2011.
3) Just MA et al：A decrease in brain activation associated with driving when listening to someone speak. *Brain Res* **1205**：70–80, 2008.

column

ペダル踏み間違え事故

東京慈恵会医科大学附属第三病院リハビリテーション科 **渡邉 修**

警視庁の2016（平成28）年および2017（平成29）年のデータによると，わが国の高齢者の死亡事故の主な原因は，ペダルの踏み間違いなどの「運転操作不適」「漫然運転」「安全不確認」であった．図は，アクセルを踏んでいる運転の最中に，環境の変化によってブレーキに踏み替える際の中枢神経系の処理過程を示している．すなわち，運転というダイナミックな操作を行いながら，目の前に広がる環境の中から，微細な変化を検出し，適切な行動の判断と選択を行い，それを，アクセル動作からブレーキ動作に切り替える過程である．

図の中で，「環境変化の認知」の項目の，“①注意”に深く関連する部位は，両側前頭葉と頭頂葉のネットワーク（frontoparietal attention networks）である．運転者は，重要な刺激（信号

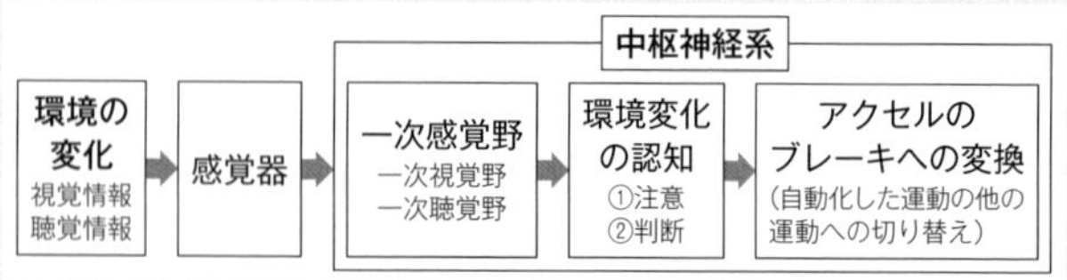

図　アクセルをブレーキに踏み替える過程

機，他の車両，歩行者など）に注意を向け（選択性注意），無関係な事物（看板，街の観光スポットなど）に気を取られないこと（フィルタリング機能）が必要である．すなわち，刺激に優先順位を付け，最も重要な事物だけに集中する能力が求められる．さらに，運転者は，さまざまな運転操作に必要な複数の刺激に，注意を分配する必要がある（配分性注意）．たとえば，方向転換のために車線を変更し，安全な速度を維持し，正しい方向に方向指示器を作動させながら，周囲の車両に注意を向けることができなければならない．

「環境変化の認知」の項目の“②判断”は，「危険である」ことの即時判断であり，一次視覚野から大脳皮質を経ることなく，大脳辺縁系の中でも，特に扁桃体が活動することによって，運動系を即座に惹起すると考えられている．パニック状態にならぬように運動系への正確なアウトプットには，大脳辺縁系をコントロールするシステムが必要となる．背外側前頭前野，腹外側前頭前野，前補足運動野，補足運動野，腹側前部帯状回，腹内側前頭前野，頭頂葉皮質などが報告されている．

アクセルからブレーキへの変換は，一定の運動を行いながら，他の運動に切り替える過程であり，新たな神経系の活動が動員される．ルーチン化した動作の切り替えや新しい動作手順の習得などには，前補足運動野が関与するとの報告がある．

以上述べてきたように，ペダル踏み替えには，前頭葉機能が大きく関与している．ところが，加齢によって，脳血流，特に前頭葉の血流や代謝が低下しやすいことが知られている．したがって運転を継続する場合，これらの機能が健全に保たれているか否かを評価する必要がある．

8 運転にかかわる神経心理学的検査とその解釈

本項のポイント

- 運転再開のための神経心理学的検査として，全般的認知機能はWAIS-IVが有用で，数唱，語音整列，符号，積木模様が報告されている．
- 注意機能を評価する検査としては，Trail Making Test A&Bの有用性が高い．
- 遂行機能を評価する検査としては，遂行機能障害症候群の行動評価　日本版が有用である．
- 視空間機能を評価する検査としては，Behavioural Inattention Test（BIT）やClock Drawing Test（時計描画検査）が有用である．

東京慈恵会医科大学附属第三病院リハビリテーション科 渡邉 修

はじめに

障害者の自動車運転再開に向けて，神経心理学的検査はスクリーニング検査としての意義が大きい．机上検査において，注意障害や半側空間無視などの高次脳機能障害が顕著である場合は，実車運転評価には至らないからである．一方，神経心理学的検査は，机上の静的空間の中で行われることから，運転という，スピードが要求され，外乱の多い環境で必要とされる高次脳機能を細部にわたって検出することはできないという限界もある．たとえば軽微な半側空間無視は，机上検査では顕著でなくとも路上運転において検出されることがある．高次脳機能障害は，運動障害や感覚障害と異なり，環境に大きく依存する障害だからである．本項では，このよ

表1　運転能力に関する高次脳機能のスクリーニング項目

①視覚情報処理（視覚性認知および処理，視覚探索）
②視空間認知
③短期記憶，長期記憶，ワーキングメモリ
④選択性および転換性注意
⑤遂行機能（計画性，判断）
⑥言語
⑦注意持続性

（The American Medical Association）[1)]

うな神経心理学的検査の弱点を知ったうえで，スクリーニング検査としての有用性と解釈のポイントについて述べる．

◇自動車運転能力を評価するための神経心理学的検査

米国医学会のガイドライン[1)]は，安全な自動車運転を実現するためには，①視覚（視力および視野），②認知，③運動・感覚の3要素が必要であると述べ，認知に関し，表1のスクリーニング項目を挙げている．すなわち，神経心理学的検査は，これらの能力を計測するために，複数の検査を組み合わせて総合的に行うことが必要となる．

Marshallら[2)]は，脳卒中患者の運転能力評価に関する17の研究論文のメタアナリシスから，評価尺度として有益な神経心理学的検査を抽出し，遂行機能系，知覚・認知系，注意・記憶系，言語系の4領域に分類した．図1は，Marshallらの図をもとに，筆者がわが国で使用されている神経心理検査に置き換えてまとめたものである．臨床では，これらの神経心理学的検査の特徴を理解し，複数の検査結果を踏まえて，総合的に運転能力の可否を判断する．

◇神経心理学的検査に影響する要因

神経心理学的検査は被験者の設問に対する能動的パフォー

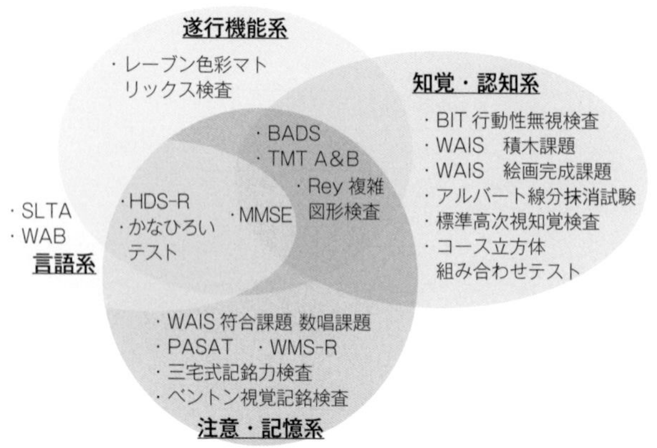

SLTA：標準失語症検査
WAB：Western Aphasia Battery
WAIS：ウェクスラー成人知能検査
WMS-R：改訂版ウェクスラー記憶検査
TMT：Trail Making Test
BIT：行動性無視検査 日本版
MMSE：Mini-Mental State Examination
PASAT：Paced Auditory Serial Addition Test
BADS：遂行機能障害症候群の行動評価
HDS-R：改訂長谷川式簡易知能評価スケール

図 1　自動車運転評価のための主な神経心理学的検査

マンスの内容を評価している．したがって成績には，意欲，疲労，うつ症状，不眠，運動麻痺，半側空間無視，視野欠損，失語症などが影響する．特に，片麻痺などの運動麻痺は，積木課題のような上肢を使う検査では低下するので結果の解釈に注意する．また，教育歴も重要である．発症前から高い知能のある方では，脳卒中発症後の知能指数が 100 となっても高次脳機能障害を合併している可能性がある．すなわち，神経心理学的検査は，非器質性疾患でも成績は低下するので，影響する要因について確認する必要がある．

◇運転に関連する高次脳機能の評価

以下に，安全な運転能力を推測するうえで参考となる，高次脳機能検査について言及する．いずれの検査でも，成績・結果がおおよそ基準値内に留まっていることが，運転再開に際し必要条件になると思われる[3]．

1．全般的認知機能

全般性知能を評価する検査には，WAIS-Ⅳの他に，言語性要素を排除したレーブン色彩マトリックス検査，コース立方体組み合わせテストがある．簡易検査として，改訂長谷川式簡易知能評価スケール（HDS-R），Mini Mental State Examination（MMSE）がある．

①改訂 長谷川式簡易知能評価スケール（HDS-R）および Mini Mental State Examination（MMSE）

両者は，高次脳機能障害のスクリーニング検査として繁用されている．いずれの検査でも認知症と判断される成績では，運転能力は断念する．

HDS-R は，9 項目の設問で構成された簡易知能評価スケールで，口頭で答えるだけなので運動麻痺があっても実施可能である．一方，MMSE は 11 項目で構成され，HDS-R と異なり 5 角形を模写するなどの視空間認知能力をも評価している．いずれも言語性要素が強く反映されるので，失語症者などに対しては言語を介さない検査として，コース立方体組み合わせテスト，レーブン色彩マトリックス検査などを選択する．

②Wechsler Adult Intelligence Scale-Ⅳ（WAIS-Ⅳ）[4]（表 2，3）

WAIS-Ⅳは 15 の下位項目から構成され，そのうち 10 の基本検査を実施することで，全検査 IQ，言語理解指標，知覚推理指標，ワーキングメモリー指標，処理速度指標の 5 つの合成得点が算出される．この中で，特に，知覚推理指標，ワーキングメモリー指標，処理速度指標は自動車運転能力を反映するとされ，下位項目として，数唱，語音整列，符号，積木模様が報告されている．

表２　WAIS-Ⅳの下位検査と内容

言語理解指標	
類似	口頭で提示された２つの言葉の共通点を問う
単語	絵の課題は名称を，語の課題は単語の意味を問う
知識	一般的な知識を問う
（理解）	一般的な原則や社会的状況を問う
知覚推理指標	
積木模様	制限時間内にモデルとなる模様と同じように積み木を並べる
行列推理	提示された不完全な行列の完成のために適切な図を選ぶ
パズル	制限時間内に組み合わせると見本となる３つの図を選ぶ
（バランス）	制限時間内に絵の天秤に釣り合うための重りを選ぶ
（絵の完成）	制限時間内に絵の欠けている部分を探す
ワーキングメモリー指標	
数唱	順唱，逆唱，数整列．順唱は読み上げられた一連の数字を同じ順番で読み上げる
算数	制限時間内に口頭で提示された算数文章題を暗算で答える
（語音整列）	読み上げられた一連の数字とかなを，数字は昇順で，かなは五十音順で答える
処理速度指標	
記号探し	制限時間内に刺激記号が記号グループにあるか判断する
符号	制限時間内に数字と対になっている記号を書き写す
（絵の抹消）	特定の図形を探し線を引く

（　）は補助検査，他は基本検査

表３　合成得点の分類記述

IQ	分類	割合（%）	
		理論上の正規曲線	実際のサンプル
130 以上	非常に高い	2.5	2.2
120-129	高い	7.2	5
110-119	平均の上	16.6	18.3
90-109	平均	49.5	49.6
80-89	平均の下	15.6	17.5
70-79	低い	6.5	5.3
69 以下	非常に低い	2.1	2.1

a. 数唱・語音整列

数唱は，基本的な聴覚性注意およびワーキングメモリの指標となる．順唱では，6桁以上で正常，3桁以下で障害と判断する．特に逆唱は，ワーキングメモリを鋭敏に反映する．語音整列もワーキングメモリを反映している．

b. 符号

符号は，数字と対になった記号を120秒間で書き写す課題で，注意の持続性を反映している．高次脳機能障害のある方は精神的にも疲労しやすいので，符号課題はよい指標となる．しかし運転時間を考慮すると120秒は短い．

c. 積木模様

積木模様は，見本の図柄に合うように，積木に描かれた白，赤の図柄を並べる課題である．運転において必須とされる視空間認知機能を反映している．視空間認知能力が運転に必須であることは繰り返し報告されてきた．Regarらは27文献のメタアナリシスから，認知症患者の運転能力に関する介護者のレポート内容は，唯一，視空間認知能力および知的能力（mental state）を測る神経心理学的検査結果と相関していたと報告した[5)]．

2. 注意機能

注意は，(1) 全般性注意，(2) 方向性注意に分類し，全般性注意は表4の4種に分類される．一方，方向性注意とは，左右のいずれかの空間（右頭頂葉の損傷では左の空間）に注意が払えない状態で，その障害は，後述の半側空間無視を呈する．

①Trail Making Test日本版（TMT-J）

Part Aは，不規則に配置された数字を，順序よく，なるべく早く，線でつないでいくという課題で，持続性注意，選択性注意，視覚探索および処理速度を評価している．Part Bは，

表4　全般性注意の4つのコンポーネント

	概容	症状例
選択性注意	複数の物事から1つを抽出し集中する能力.	雑踏の中で特定の人と話ができない.
持続性注意	一定時間，物事に集中する能力.	飽きやすい．長く仕事をするとミスがでる.
配分性注意	複数の刺激に同時に注意を向ける能力.	グループでの話し合いができない.
転換性注意	他の物事に注意を切り替える能力.	話題が変わるとついていけない.

Part Aの不規則な数字の間にひらがなが不規則に配置されており，数字とひらがなを交互に順序よく線でつないでいく．この課題はPart Aで要した認知機能に加えて，転換性注意，ワーキングメモリを動員しなければならない．TMTは運転能力以外にも社会参加や就労などの際にも有用な指標となることが知られている．

②その他

前述のWAIS-Ⅳの下位項目である数唱，符号課題などが注意機能を反映している．他に，Paced Auditory Serial Addition Test（PASAT：一桁の数字が1秒間隔または2秒間隔で読み上げられ，前後の数字の足し算を順次求める検査）や，標準注意検査法〔CAT：注意に対し7つの下位検査（Span，抹消・検出課題，Symbol Digit Modalities Test，記憶更新検査，PASAT，上中下検査，Continuous Performance Test）から成り立っている〕などが，注意機能の参考となる．

3. 遂行機能

遂行機能とは，目的をもった一連の活動，たとえば料理などの家事動作を，自ら効果的に行う認知能力である．すなわち，①心の中で目標を決め，②手順を考え（計画＝段取り），③そのための複数の方法から取捨選択をし，④実施し（決

表5 BADSの下位検査

①規則変換カード検査
②行為計画検査
③鍵探し検査
④時間判断検査
⑤動物園地図検査
⑥修正6要素検査

断），⑤その結果を確認する（フィードバック）能力のすべてをいう．

①遂行機能障害症候群の行動評価 日本版（Behavioural Assessment of Dysexecutive Syndrome；BADS）

日常生活でのさまざまな状況での問題解決能力を総合的に評価するために，カードや道具を用いた6種類の下位検査（表5）と1つの質問紙から構成されている．各検査は4点満点なので，24点満点となる．

②Wisconsin Card Sorting Test（WCST）

カードに色図形が描かれていて，このカードを色，数，形のいずれかを基準に被験者が分類する．色，数，形ともに4種類ある．分類の基準は被験者には告げられない．1枚ずつカードを被験者に渡し，被験者はそのカードを，色，数，形のいずれかの基準で分類していく．被験者がどれかに分類したら，検査者はその分類が正しいか間違っているかのみを被験者に伝える．その結果から被験者は自分の行った分類が正しかったか間違っていたかを覚え，何の基準で分類すると正しいのかを推測する．

4. 視空間機能

①Behavioural Inattention Test（BIT，行動性無視検査 日本版）

右大脳の損傷例では，半側空間無視の検査は必須である．BITには，線分二等分検査や線分抹消検査などの従来の通常検査に加え，日常生活場面を想定した行動検査が含まれている．

半側空間無視は，本来，体幹の正中より左側空間に存在する景色などの視覚情報の無視のみではなく，左の助手席の人の声かけなどの聴覚情報，さらに左上下肢がブレーキやハンドルに触れる触覚情報のいずれをも無視する症状であることに留意し行動観察することが重要である．

②Clock Drawing Test（時計描画検査）

紙と鉛筆を渡し，まず，時計を描くように命じ，数字をすべて記入してもらう．そして，11時10分を指し示す針を描いてもらう．長期記憶，短期記憶，ワーキングメモリを動員し，視空間認知能力や遂行機能をも評価し，運転能力評価の参考となる[1,6]．

③その他

前述のWAIS-Ⅳの下位項目である知覚推理課題やその基本検査の積木模様，コース立方体組み合わせテストは，視空間機能を反映している．

5. 記憶機能

記憶は，記憶される時間から，感覚記憶，短期記憶，長期記憶と分ける．長期記憶は，図2のようにさらに分類される．以下の神経心理学的検査が対象とするのは陳述記憶（宣言性記憶）のなかのエピソード記憶である．一方，手続き記憶は運転の技能といった体で覚えた記憶で，脳損傷でも失われにくい．

①Wechsler Memory Scale-Revised（WMS-R）

運転に際し，短期記憶，長期記憶は欠かせない．WMS-Rは，5つの記憶の側面（言語性記憶，視覚性記憶，一般記憶，注意・集中力，遅延再生）を測定している．言語性記憶とは，「目的地は○○である」という言語化できる記憶，視覚性記憶

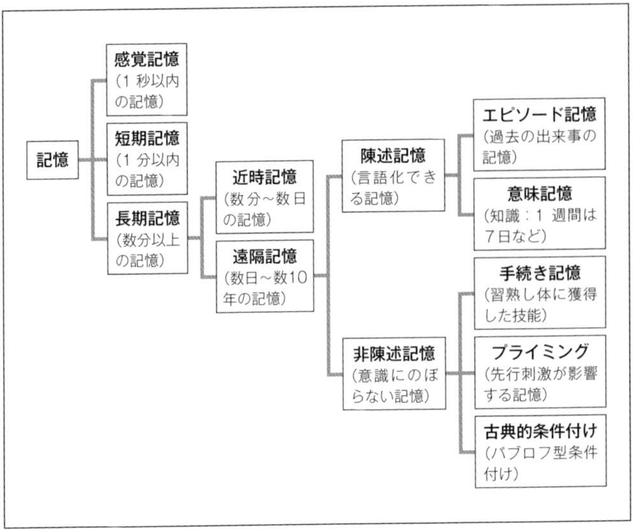

図２　記憶の分類

とは，街並みや道路の方向といった視覚化される記憶である．各指標は，WAIS-Ⅳと同様に，平均100，標準偏差15になるように標準化されている．

②その他

三宅式記銘力検査は，単語のペアを記憶する対連合学習課題である．果物－リンゴのように意味のある有関係対語は比較的記憶しやすいが，神社－飛行機などの無関係対語の記憶能力が最も海馬の機能を鋭敏に反映しているといわれている．

ベントン視覚記銘検査は，複数の単純図形を同時に提示し，後に記憶を再生し描画させる課題で，失語症など言語障害があっても施行可能である．視覚性記憶を評価している．

6. 脳卒中ドライバーのスクリーニング評価 日本版 SDSA (Stroke Drivers' Screening Assessment Japanese Version)

SDSA は机上課題で，以下の 4 つの下位検査で構成され，得られた検査成績とあらかじめ設定されている予測式から，運転適性を「合格」「不合格」で判定する．4 つの下位検査とは，①ドット抹消（紙面上にある 4 つの点の集まりを選択的に消去する課題），②方向スクエアマトリクス（トラックと乗用車の進行方向と矢印の向きを合わせる課題），③コンパススクエアマトリクス（2 つの車の進行方向とコンパスの向きを合わせる課題），④道路標識認識（道路状況に合った標識を選ぶ課題）である．山田らは，脳卒中ドライバーのスクリーニング評価　日本版のなかで，特に方向スクエアマトリクス，コンパススクエアマトリクス，道路標識認識の 3 検査が，実車運転能力を反映したと報告している[7]．近年は，本検査が脳卒中のみでなく，他の疾患においても有用性が示されている[8]．

7. 神経心理学的検査の流れ

以上の各種神経心理学的検査を行う手順を，日本高次脳機能障害学会は，図 3 に示すフローチャートで提案している[9]．まず，認知症の有無をチェックし，その後に半側空間無視が疑われる場合は BIT を行う．合わせて注意障害の評価のために TMT を，次いで視空間認知能力をみるべく積木課題などを，遂行機能をみるために BADS を行う．そして，これらの検査が基準値内であれば，病歴，診察所見，画像所見などを含めて総合的に運転能力を判断する．

なお，武原らは各種の神経心理学的検査成績について，運転能力を推定する暫定基準値を表 6 のように報告している[10]．それによると，MMSE はおおむね 25 点以上，Kohs-IQ は 58 以上であった．また，武原らは，こうした運転能力評価は，

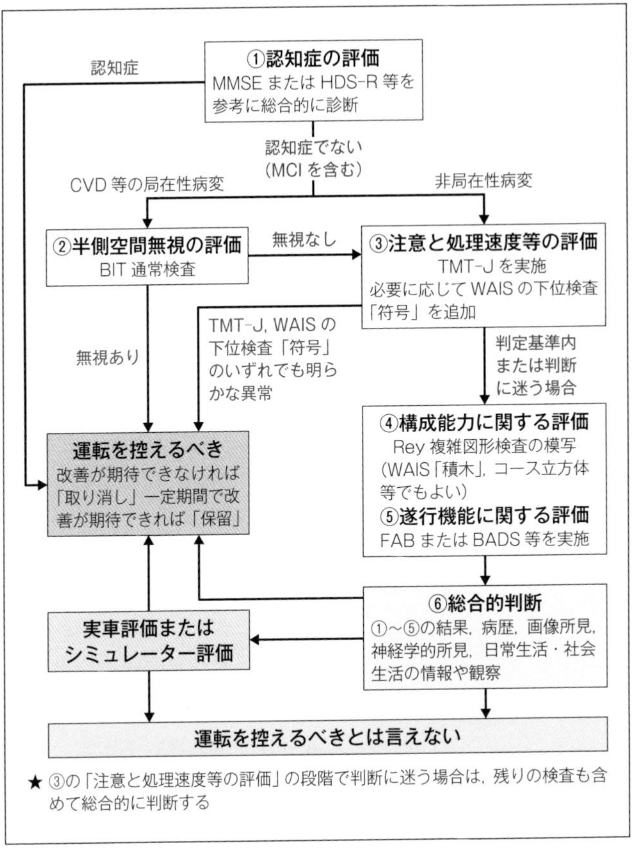

図３　神経心理学的検査に基づく自動車運転能力評価のフローチャート（失語症がない場合）

（日本高次脳機能障害学会）[9]

回復期のリハビリテーションのみで完結するものではないことを指摘している．生活期に入り，外来リハビリテーション医療においても進めるべきであると述べている[11]．

おわりに

神経心理学的検査の限界を２つ指摘したい．

表6　暫定基準値

	暫定基準値
MMSE（点）	25 以上
Kohs-IQ	58 以上
TMT-A（秒）	183 以下
TMT-B（秒）	324 以下
PASAT 2秒（%）	15 以上
PASAT 1秒（%）	8 以上
BIT（点）	140 以上
WAIS-Ⅳ 符号（粗点） 評価点	23 以上 2 以上
WMS-R 図形の記憶（点）	5 以上
WMS-R 視覚性対連合（点）	2 以上
WMS-R 視覚性再生（点）	27 以上
WMS-R 視覚性記憶範囲 同順序（点）	6 以上
WMS-R 視覚性記憶範囲 逆順序（点）	6 以上

1つ目は，病識を計測できない点である．自動車運転を再開するうえで病識は必須である．ここでいう病識とは自己の能力と障害を知り，その障害を実際に補える能力を指す．たとえば，疲れやすいので休みをとりながら運転をする，複数の同時処理は苦手なので市街地は運転をしない，情報処理速度が遅いのでスピードは出しすぎない，などの対応ができることである．

2つ目は，易怒性の問題である．情動のコントロール能力も運転には欠かせない．易怒性が高い状態では冷静な判断はできないからである．Coleman ら[12]は，脳外傷後の運転再開にあたり，第三者の運転適性にかかわる判断が特に重要であったと報告している．

参考文献

1) The American Medical Association：Physician's Guide to Assessing and Counseling Older Drivers. http://www.nhtsa.gov/staticfiles/nti/older_drivers/pdf/811298.pdf（2023 年 8 月 9 日閲覧）
2) Marshall SC et al：Predictors of driving ability following stroke：a systematic review. *Top Stroke Rehabil* **14**：98-114, 2007.
3) 武原 格・他：脳損傷者の自動車運転再開に必要な高次脳機能評価値の検討　リハ医学 **53**：247-252，2016.
4) Wechsler D：日本版 WAIS-Ⅳ知能検査　理論・解釈マニュアル（日本版 WAIS-Ⅳ刊行委員会編），2018.
5) Reger MA et al：The relationship between neuropsychological functioning and driving ability in dementia：a meta-analysis. *Neuropsychology* **18**：85-93, 2004.
6) Freund B et al：Use of the Clock Drawing Test as a Screen for Driving Competency in Older Adults. Presented at the American Geriatrics Society Annual Meeting, Washington DC, 2002.
7) 山田恭平・他：脳卒中ドライバーのスクリーニング評価日本版（J-SDSA）の基準値に関する検討．高次脳機能研 **38**：107-113，2018.
8) Akinwuntan AE et al：Predictors of driving in individuals with relapsing-remitting multiple sclerosis. *Mult Scler* **19**：344-350, 2013.
9) 日本高次脳機能障害学会：神経心理学的検査法の適応と判断：自動車運転に関する神経心理学的検査法の適応と判断_20221201 改訂版.pdf（higherbrain.or.jp）（2023 年 8 月 9 日閲覧）
10) 武原 格・他：障害者の自動車運転再開の流れ・注意点・可能性．リハ医学 **54**(5)：377-382，2017.
11) 武原 格・他：脳損傷者の運転再開可否判断時期についての後方視的検討．*Jpn J Rehabil Med* **59**：951-958，2022.
12) Coleman RD et al：Predictors of driving outcome after traumatic brain injury. *Arch Phys Med Rehabil* **83**：1415-1422, 2002.

column

障害者の運転と自動車に関する保険

公立甲賀病院循環器内科 井上拓也
滋賀医科大学社会医学講座法医学部門 一杉正仁

わが国の自動車保険制度には，国によって保険料や補償金額が定められた強制保険である自動車損害賠償責任保険(自賠責保険)と，保険会社ごとにそれらが異なる任意保険がある．脳損傷者が自動車運転を再開する際に，果たして健常者と同様に任意保険に加入できるのか，あるいは保険料に差があるのかと疑問を抱く人は少なくない．自動車運転免許を所持している限りは，事故を起こした際にかかる責任は法律に規定されているとおりであるため，脳損傷者か否かでの差はない．これは，健常運転者と脳損傷者とで年間自動車事故発生率に大きな差がないと示されていることからもうなずける[1,2]．むしろ，何らかの障害がある運転者に対しては保険料の割引制度が存在する．

自動車保険の障害者割引は，まず，対象とする車両が福祉車両か否かで大別される．福祉車両の場合は，障害者自身が運転するために改造された車両，および健常者が身体障害者を運ぶために改造された車両に対する福祉車両割引である．福祉車両でない場合は身体障害者手帳をもっている障害者本人やその家族が一般車両を運転する際に適用される割引である．このような配慮は，障害者の社会参加を促進する目的でもある．ただし，任意保険の割引は保険会社によって適用の範囲や程度に差異があるため，事前に詳細を確認する必要がある．

参考文献

1） 熊倉良雄・他：脳疾患を有する者の自動車運転状況と交通事故状況─国立身体障害者リハビリテーションセンター自動車訓練修了者について．国際交通安全学会誌 **29**：60-68，2004.
2） 武原 格・他：自動車運転再開支援を行った脳損傷者の特徴と事故について．*Jpn J Rehabil Med* **51**：138-143，2014.

9 自動車改造について

本項のポイント

- 身体能力に合った車種と装置を選ぶことが重要である.
- 装置の機能だけでなく，装置を必要としない運転者が切り替える方法なども比較し，使用環境に合ったものを選ぶ.
- 装置提供者の他に，自動車諸税の減免や非課税車両の販売を担当する自動車販売店も改造の情報をもっていることがある.
- 装置を使用して運転を再開する前に，教習所などでの実車訓練を行うことを勧める.

有限会社フジオート 杉山光一

はじめに

身体障害者が自ら自動車を運転する際，身体の障害に応じて運転操作を補うために自動車に設置する装置を運転補助装置（以下，装置）とよぶ.

ここでは脳卒中の後遺症（主に運動麻痺と感覚麻痺など）をもつ患者（以下，運転者）向けの装置を，装置を提供する自動車改造業者（以下，装置提供者）の立場から紹介する.

◇免許条件

「5. 運転再開の流れ」（p55～）で説明されているとおり，病気やけがなどで身体の障害をもった免許保有者は，運転を再開する前に必ず公安委員会の安全運転相談や臨時適性検査を受ける必要がある．そこで道交法第 91 条（免許の条件）[1] にある，自動車等を運転するについて必要な条件を付されることがある．

身体障害をもつ運転者の場合，ほとんどの場合 AT 車限定の条件がつくと考えられる．その他に車の構造に関する条件がつけられると，それを満たすための運転手段を講じた車両のみ運転できるようになる．条件の例として，「アクセル・ブレーキは手動式に限るものとする」「左アクセルに限る」などがある．一方，運転者が装置の導入を必要としていても，臨時適性検査を行った後に条件がつかなければ，一般的には装置を使用せずに運転できると判断されたものと考え，装置などの補助手段を導入することは控えるべきとされる．しかし，右足の感覚障害などのある運転者で，運転能力の検査はクリアできても実際の運転ではペダルの踏み替えや踏力の制御が困難で安全に運転ができないと思われる場合は，医療機関が発行する診断書を提出して装置使用の条件を付してもらう，もしくは条件が明記されていなくとも使用できることを確認する．

◇車種選定

装置は汎用品，一点ものにかかわらず自動車の性能に大きく左右されるため，装置単体で検討しても運転者にとって安全運転を保証するものにはならない．運転再開に際して自身の身体能力に合った車種であるかを確認するべきである．また，自動車は単なる移動手段ではなく，所有によるステータスや嗜好が求められる製品でもある．一部の機能に制限がつくことがあるが，国産車・外国車・新車・中古車を問わず，装置はほとんどすべての車種に取り付けが可能なので，身体障害者に合うといわれる車種だけで検討せずに乗りたい車に乗ることを尊重したいと考えている．先進安全技術による予防安全や衝突安全機能が搭載された車種にすることで，事故のリスクや影響を軽減できる可能性もある．

現在の自動車のルールを考慮すると，装置や自動車改造では解決しにくい部分がある．例を挙げると，乗降のしやすさに影響する運転席乗降口の広さ，運転席の高さやシートの調整方法，シートベルトの位置や着脱方法，エンジンスタートスイッチの位置，シフトレバーやサイドブレーキの操作方法，窓やドアの開閉などである．これらを身体に合わせて改造しようとすると，単純な機能に対して複雑で多額の経費がかかる可能性があったり，保安基準に適合させるために逆に使いにくいものになったりすることがあるため，手を加えずにそのまま操作できる車種が好ましい．先進安全技術が搭載されている車種であれば，その機能の内容や操作方法なども確認しておくとよい．

◇装置の選定

装置が必要となる主な操作には，ハンドル操作，アクセル・ブレーキのペダル操作，ウィンカーやワイパー操作がある．これらは車種によって操作方法や配置が大きく異なることはなく，先進技術の搭載や自動運転に向けた開発が進んでも運転者が行う必須の操作になり続けると考えられる．

1. ハンドル操作

片手でハンドルを操作する場合は，ステアリンググリップ（以下，グリップ．回旋装置・旋回装置・ハンドルノブなどともよばれる）を使用する（図１左）．取り付ける位置について決まりはないが，直進時には疲労軽減と操作安定のためハンドルに手をかけ，右左折など大きくハンドルを回す際にグリップを握ることができる位置に設置することが多い．また，同じ手でウィンカーやワイパーのレバー操作を行う必要もあるため，ハンドルから指を完全に離すことなくそれらの

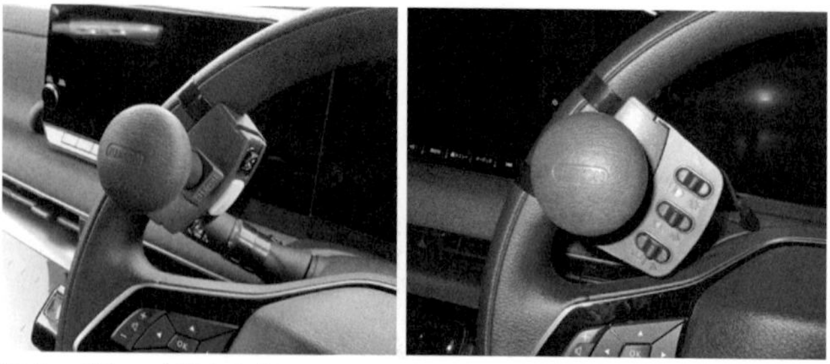

図１　グリップ（左）と専用スイッチ（右）

レバーに届く位置に設置することも重要である．ただ，ハンドルに先進安全技術のセンサーやヒーターが内蔵されている車種の場合，グリップの取り付け可否について自動車販売店や装置提供者に確認する．

グリップはさまざまなものが販売されている．特に半身に麻痺のある運転者は，走行中に体を支えるためにハンドルやグリップを前に押し付けることで姿勢を安定させようとするため，グリップは旋回方向にはスムーズに，ハンドルに対しては押しても動かない程度でしっかり固定できるものを選ぶ必要がある．

2. アクセルペダル

右足に麻痺や感覚障害がある運転者は，ブレーキペダルの左側にアクセルペダルを増設する左足アクセルペダル（以下，左アクセル．ペダル左右入れ替え装置などともよばれる）を使用する．もともとは右足切断者向けに開発された装置であるため，左足で右側の既設アクセルペダル（以下，既設アクセル）を間接的に操作する機能だけが求められていたが，麻痺のある患者特有の注意点や現在の自動車業界の事情に合わせて考慮すべきポイントが出てきた．

まずは，力の入らない右足が意識せず既設アクセルを押し

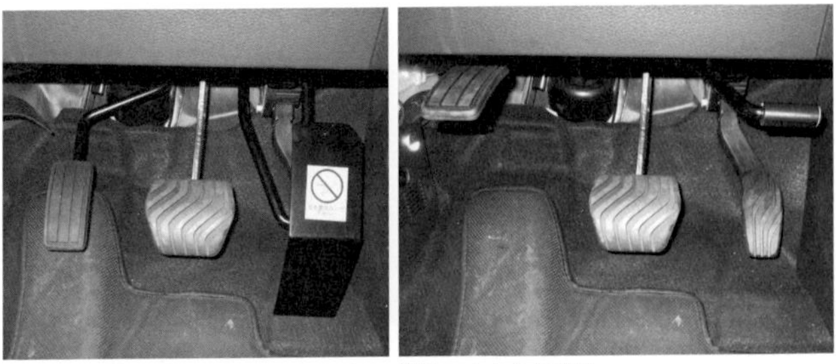

左アクセル使用時　　既設アクセル使用時

図２　左アクセル，既設ペダルにカバー

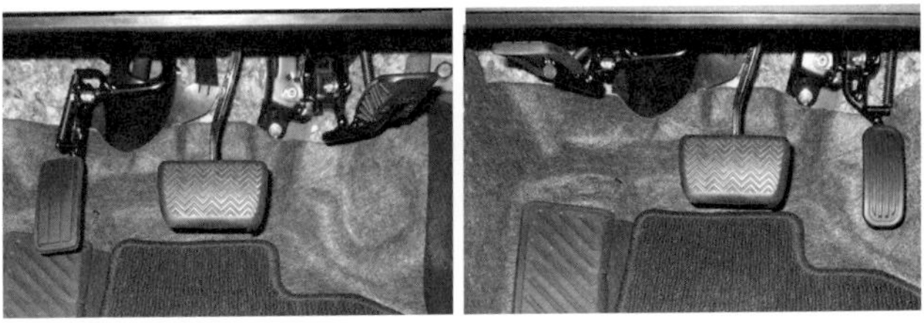

左アクセル使用時　　既設アクセル使用時

図３　左アクセル，既設アクセル跳ね上げ

たり下に入ってペダル操作を妨げたりすることを防ぐため，既設アクセルへの対策を行う必要がある．切断者や義足であれば既設アクセルに誤操作防止の板を設置するものが多い（図2）．しかし，装具などを付けている場合，足の置き場が狭くなり楽な運転姿勢をとれないことがある．その際は，足を置く場所を作るために仕切りなどを設けたり，既設アクセルを跳ね上げる加工をして床部分にスペースを作ったりする（図3）．

次に，左アクセルと既設アクセルの入れ替え作業の手順についてである．本人以外の家族などが運転することはもちろん，自動車整備工場やガソリンスタンドなどで装置について全く知らない者が運転することも想定される．その際，入れ替え方法が容易でなく説明がない場合，左足で運転するもの

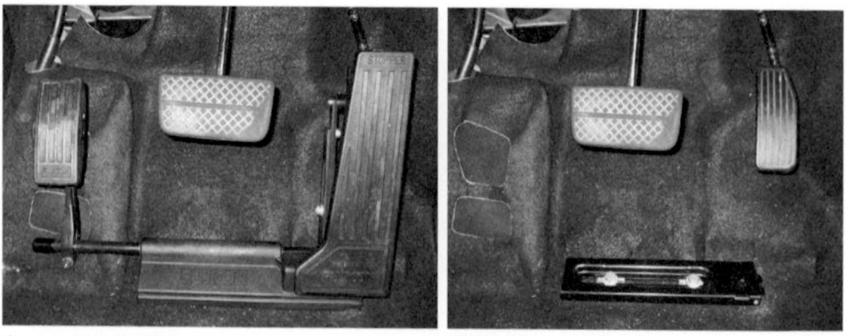

左アクセル使用時

既設アクセル使用時（左アクセル取り外し状態）

図４　左アクセル，オルガン式

と勘違いして左アクセルのまま危ない運転を試みる可能性がある．このようなときには運転者は必ず入れ替え方法について説明し，既設アクセルを使用してもらわなければならない．同様に，他の運転者が運転した後，運転者が自身で入れ替えなければならないこともあるため，本人でも簡単にできることを確認する．

また，自動車の価値についても検討する必要がある．現在，自動車の購入方法として残価設定やリースなどが普及しつつある．この方法では，契約終了時に車を可能な限り復元する必要がある．装置を取り付ける際に床や車体に復元ができないような大きな加工を行ってしまうと，追加の金銭負担が発生する可能性がある．装置の導入にあたっては，資産としての車の価値という観点も大切になってくる．

最後に左アクセルそのものの形状についても，今後検討が必要になるかもしれない．ほとんどの日本車のAT車の既設アクセルは上から吊り下がる形状をしているが，床から立ち上がるオルガン式のものも増えてきている（図4）．足首の負担，必要な踏力，アクセルとブレーキの踏み替え時の足の動かし方など，それぞれにメリットとデメリットがある．車種ごとに決まっている既設のペダルとは違い，左アクセルは後付けの装置であるため，運転者が身体能力などに合わせてその形状を選ぶことができる．当社の販売傾向を分析すると，運転者の多くが車を乗り換える際には同じ仕組みのペダル形状を選択することが多いので，慣れも含めて体に合ったペダル形状を選択することも意識して検討するとよいかもしれない．

3. 手動運転補助装置

右足のみに障害があり，両手の操作が可能である場合は，車椅子ユーザー向けの手動運転補助装置（以下，手動装置）を勧めることもある．手動装置には自動車改造となる据え置き設置型と運転者が自ら設置できる着脱型がある．

左アクセルは習熟が難しいといわれており[2)]，手動装置は比較して操作に慣れやすく姿勢を安定させることにも役立ち，またアクセル・ブレーキの微妙な操作がしやすいことも利点である．車種にもよるが主に据え置き設置型では方向指示器（以下，ウィンカー）やホーンのスイッチを手動装置に増設することが可能なので，走行に必要な操作を装置に集約することもできる．

ただし，一般的に左アクセルよりも高価である．また，据え置き設置型は運転席の一部を装置が占有することが多いため，別の運転者にとっては邪魔になることがある．一方，着脱式は装置提供者が設置するものではないため，メンテナンスなどを含めてすべて運転者の自己責任で使用することになる．

4. 方向指示器（ウィンカー）

ハンドルやペダル操作と同様に重要な操作がウィンカーである．道交法第53条（合図）[1)]にあるように，右左折や進路変更等の際には外部に知らせるためにウィンカーを適切なタイミングで点灯させなければならない．しかし，片手に障害を

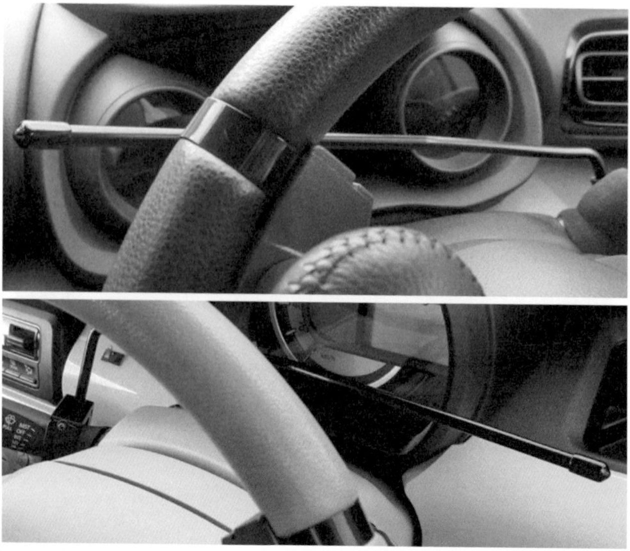

図５　左ウィンカーレバー（上），右ワイパーレバー（下）

もっている場合，ハンドルを保持しながらウィンカーを操作することが困難になる場合がある．

対応する装置として，既設のウィンカーレバーに金属などを取り付けて反対側に延長する左ウィンカーレバーがある（図５上）．構造がシンプルなので安価で操作方法がわかりやすいが，ハンドルとメーターパネルの間を横切るように設置するため，メーターやインジケーターが見にくくなったり，車種によって旋回後に反動で誤作動を起こしたりするケースがある．

他の手段として，グリップと組み合わせた専用のスイッチをハンドルの内側に増設するものがある（図１右）．手を大きく動かさずに操作できるメリットがあり，種類によってはホーン，ハザード，ライト関係の操作も行えるように複数のスイッチを装備できるものもある．デメリットは，工賃を含めて高額であること，高度に電子制御されている車種には取り付けできないことなどである．

同様に，右手だけで運転する際にワイパーレバーを延長するものもある（図５下）．

◇経済的な補助

身障者手帳をもつ運転者は，市区町村で行っている自動車改造費の助成対象となる．地域生活支援事業として，2023（令和５）年３月時点では市区町村任意事業として実施されている[3)]．

この助成金は事前申請が必須であることが多く，装置導入を検討する場合はまず初めに市区町村の福祉課などに自動車改造費の助成について問い合わせるとよい．

左アクセルもしくは手動装置が取り付けられている車両は，消費税非課税車両として購入できる[4)]．これは装置単体ではなく車両が対象になるため，装置の手配を必ず自動車販売店に依頼する必要がある．販売店によっては経理や仕入れ方法の問題で非課税車両の販売ができないところもあるため，非課税での購入を希望する場合は商談時に必ず確認する．

◇装置に関する相談

装置は自動車部品として扱われてきたため，福祉用具を紹介する施設には情報が集まっていないことが多い．免許センターの安全運転相談窓口で得られる情報の他，装置提供者や自動車販売店に問い合わせるとよい．

装置は機能そのものが同じでも設計意図や仕様，価格，アフターサービスは装置提供者によって異なる．特に初めて装置を導入する際は実物の確認などを依頼するとよい．また，特殊な改造車でない限り，装置が取り付けられていても適切に切り替えることで通常の運転が可能である．装置の切り替え方法や取り付け状態を確認し，自動車を共有する家族などが納得できる装置を選ぶことは重要である．

ひと昔前であれば，パンフレットやウェブ情報だけで装置を決定し，あるいは装置提供者や自動車販売店に一任して装置を手配し，取り付け後には交通量の少ない時間帯を選んで公道で習熟を積み重ねる装置使用者が少なくなかった．運転ミスが起こりやすいのは装置導入直後の発進や停止時であり，初めての自動車と装置で自宅から出発するときやひと通り運転して帰宅したときのペダル操作ミスが多いように思われる．このようなミスを起こすことのないよう，装置を導入する前に，必ず教習所などで装置を利用した習熟訓練やペーパードライバー講習などを受講することを強く勧める．

◇装置の課題

装置の販売において，装置提供者は運転者が装置を初めて購入するのか，退院後に教習所などで装置での運転を体験したことがあるか，などを積極的に質問することはない．それは装置販売には運転者の身体状況とそれに合った装置かどうかが必要な情報であり，病気の性質など販売には直接関係のない情報は個人情報保護の観点からも確認をする必要がないためである．そのため，運転を再開した患者が安全に運転し続けるために医療機関が蓄積している知識や情報が，ここで一度分断されてしまうことを大変残念に思う．

また，現在のところ脳卒中患者専用の装置というものはなく，切断者などその他の身体障害者のためにデザインされた装置を提供している．専用の装置を設計するために，たとえば対麻痺患者がシートベルトの下を抜けてしまうサブマリン現象のように，急カーブや急制動時に麻痺があることによってどのような影響があるのか，運転姿勢を保持するために必要なものは何か，後退時に後方を目視しながらペダル操作を確実に行えるのか，どのような要件であればペダル操作はより安全に行えるのか，などの検討が必要である．今後は操作の補助だけでなく，姿勢維持など運転全般を考慮して装置を設計していく必要があり，自動車業界以外のさまざまな機関と装置提供者との連携がさらに重要になってくると考えている．

参考文献

1) 道路交通法：https://elaws.e-gov.go.jp/document?lawid=335AC0000000105（2023年10月20日閲覧）
2) Schultheis MT et al 編著，三村 將 監訳：医療従事者のための自動車運転評価の手引き，新興医学出版社，2011，p30.
3) 厚生労働省：地域生活支援事業等実施要綱：https://www.mhlw.go.jp/content/001084414.pdf（2023年10月20日閲覧）
4) 国税庁：タックスアンサー　No.6214　身体障害者用物品に該当する自動車：https://www.nta.go.jp/taxes/shiraberu/taxanswer/shohi/6214.htm（2023年10月20日閲覧）

column

運転支援を目的とした運転の自動化技術

自動車技術総合機構 交通安全環境研究所 **松井靖浩**

車両の運転操作の自動化を見据えて，SAE（米国自動車技術会）では，運転の自動化レベルを定義している．レベル1では，加速・操舵・制動のいずれか1つの操作を車両側のシステムが支援する．レベル2では，車両のシステムが交通環境を計測しながら，加速・操舵・制動のうち複数の操作を行う．いずれも人間が運転操作を行う際，車両に搭載されているシステムが人間の運転を補完する役割を担う．

近年，衝突被害軽減ブレーキなど，車両の安全装置が注目されている．衝突被害軽減ブレーキは，車両に搭載されたセンサーによりドライバーが前方の車両，歩行者，自転車に気づかないなど，衝突の可能性が高い危険な状況が迫ったと判断すると，警報やブレーキ制御（制動）を作動させる装置である．運転の自動化レベルにおいて衝突被害軽減ブレーキは，一方向の運動制御を目的としたレベル 1 に相当する．わが国では，2021 年 11 月より，新型車を販売する際，前方の車両や歩行者を検知対象とした衝突被害軽減ブレーキの装着が義務化されている．2024 年 7 月からは，自転車も検知対象に含めた衝突被害軽減ブレーキの装着義務化が予定されている．前方の車両に追突する事故件数は極めて多く，また歩行者および自転車乗員の死亡者数は交通事故による全死亡者数のおよそ半数を占めることから，本システムの装着義務化は事故の削減に大いに寄与すると考える．

最近では高度運転支援技術として，自動車専用道路で車線を中央走行するようなステアリング操舵の支援や，走行中に先行車を検知しながら先行車との距離のキープを支援，さらには駐車時におけるアクセル，ブレーキ，ステアリング操舵を行う駐車支援などのシステムが開発されている．本システムは，進行方向および横方向の 2 方向における運動の制御を目的とした運転の自動化レベル 2 に相当する．

交通事故は，運転者に起因する割合が極めて高い．たとえば，車両を運転中の運転者は，道路標識を見落とす場合がある．道路標識には，速度制限の他，交差点での出会い頭事故を防ぐための一時停止，そして逆方向車線への侵入を防ぐための進入禁止などの重要な情報も含まれる．運転の自動化レベル 1，レベル 2 のシステムには，前方に存在する障害物の検出を目的としたセンサーの 1 つとしてカメラを使用しているものがある．このカメラを介して，車両側は道路標識などの情報を取得し，その情報を運転者の認知・判断にかかわる運転支援に活用している．

運転者の認知ミスや判断ミスなどに起因する交通事故は，年齢層にかかわらず発生する．今後，衝突被害軽減ブレーキを始めとした運転の自動化レベル 1，レベル 2 のシステム開発や，運転者への認知・判断にかかわる運転支援となる情報提示などが，交通事故の大幅な減少につながるものと期待する．

10 病院における自動車運転再開支援の実例

本項のポイント

- 自動車運転再開を判断するうえで医師の診断書が必要となる場合がある.
- 画像所見, 視野検査, 診察所見, 身体機能, 神経心理学的検査, ドライビングシミュレーターなどを用いて脳損傷患者の自動車運転の再開についての評価が行われる.

世田谷記念病院リハビリテーション科 牛場直子

はじめに

自動車運転再開の可否は運転免許センターにおいて決定されている. 病気などにより身体状況が変わった場合には, その参考資料として医師の診断書を求められることがある. その記載については一瞥しただけでは文言が理解しづらいこともあり, 初めて作成する際には戸惑いを覚えることであろう.

現行の法律では自動車運転再開に際しての明確な基準などは示されておらず, 日常の診療場面で自動車運転再開のための評価・判断を行うことにためらいを覚える医療者が多いのが現状である. さらには近年, 何らかの病気に起因すると思われる重大な自動車事故の報道が多数見受けられ, 患者も不安を抱えて医療機関を受診し, 医療者側も病気を抱えたまま自動車運転の再開を許可することに及び腰になってしまうこともある.

筆者はリハビリテーション医療の現場では脳損傷患者が自動車運転を行うに当たり, その症状を適切に評価することが重要である. その結果, 事故のリスクが高いと判断した場合には，運転再開できないことを本人とその家族へ説明して理解を促し，運転再開が可能と判断した場合には積極的にその支援を行うべきであると考えている．本項では筆者が運転再開支援を行う際に留意している点について述べる．

◇東京都リハビリテーション病院・世田谷記念病院での取り組み

入院，もしくは外来での運転再開希望のある脳損傷患者に対して，東京都リハビリテーション病院では図のような流れで支援を実施している．世田谷記念病院では後述のガイドブックや家族教室の対応は行っていないが，その他はほぼ同様の流れで運転再開支援を行っている．

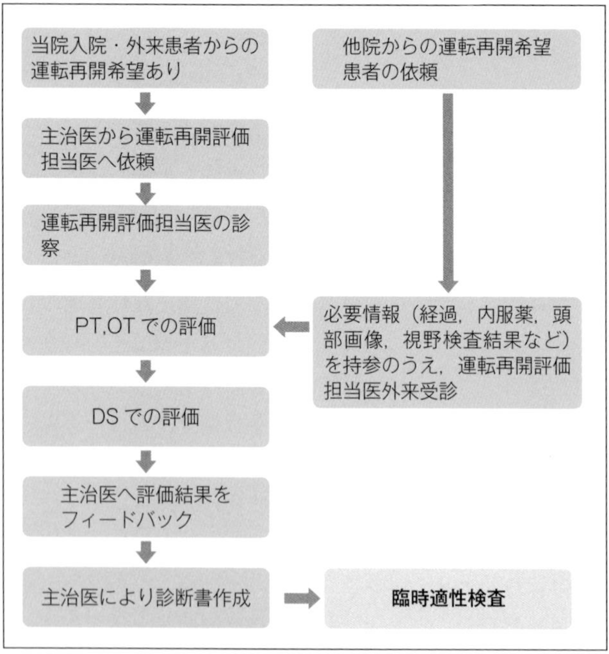

図　運転再開希望脳損傷患者への支援の流れ

入院もしくは外来患者の場合，主治医が運転再開に関する評価をPT，OTに指示する．身体機能評価，神経心理学的評価などを実施し，その後運転再開評価担当医がドライビングシミュレーター（DS）を用いて評価を行い，総合的に運転再開の可否を判断し，免許センター提出用の診断書を記載している．他院からの外来での依頼では，診療情報提供書，頭部画像，視野検査結果などを持参してもらったうえで，運転再開評価担当医が診察を行い，PT，OTへ運転再開に向けた評価を行うよう指示を出している．以後の流れは同様である．

1. 情報提供

①ガイドブック

情報提供や自己認識の向上，家族の理解を促すために『障害を有する方の自動車運転ガイドブック』を作成した．内容は医学的情報と運転免許取得の流れ，免許センターにおける適性相談および適性検査，自動車の運転補助装置の紹介，医師およびスタッフからのコメント欄などで構成されている．運転再開希望がある患者に配布し，内容を説明している．

②家族教室

東京都リハビリテーション病院にて2006～2008年の2年間の回復期リハビリテーション病棟全入院患者525名に対して実施したアンケート調査[1)]によると，退院時に医療者より自動車運転について十分な説明を受けていないと回答したのは81%に及んだ．このことから適切な情報提供が重要であると考え，2011年より家族教室を実施している．対象は入院中の運転再開を希望する患者とその家族で，2カ月に1度の頻度で開催していたが，2020年にCOVID-19感染症対策のため一時中断となった．今後再開を予定している．家族教室では，運転を再開する流れ，現状の制度，運転再開の注意点とリスクを伝えている〔column「家族教室について」（p122～）参照〕．

2. 評価

①診察

本人のみで受診することもあれば，家族が同席することもある．特に高齢者においては本人の運転再開希望が強く，家族は不安を抱いているケースがある．また，実際には運転する機会がないが，自動車運転免許を保持していたい，更新し続けたいという希望も多い．まずは本人がどういった目的で運転再開を希望しているのか，その頻度や家族の意向も確認するようにしている．評価後，結果を判定・伝達する際に本人の意向と異なる結果となった場合には，その後の対応など慎重な配慮が必要となる．その情報共有のために家族が同席することが望ましい．

a. 発症からの期間

基本的には発症後３カ月以降で判定可能であると考えている．これは脳損傷後の脳浮腫などが残存しているうちはまだ症状の改善が見込まれることがあり，評価に適さないことが多いためである．脳損傷後の影響が残存していると思われる場合には運転再開の判断を1～2カ月延期し，頭部画像で脳損傷後の回復が安定した状態であることを確認してから評価するようにしている．また，脳損傷部位が比較的小さく，日常生活レベルでは覚醒に問題がない患者であっても，検査場面などにおいてはなんとなくぼんやりしていることがあり，これらはごく軽度の遷延性意識障害の疑いがある．このような場合には1～2カ月後に再検査すると改善していることが多いため，経過観察を行ってからの判断が望ましい．ただし，ラクナ梗塞などで身体機能，高次脳機能障害ともに大きな影響のない症例もあり，患者ごとに検討している．

b. 服用している薬剤の確認

脳損傷患者は生活習慣病を合併していることが多く，そのため降圧薬や血糖降下薬などを服用していることも多い．コントロール不良の場合には，血糖の低下による意識障害や高血圧による心・血管系疾患の発症，低血圧によるめまいなどを呈する場合があり[2]，慎重に確認している．他にも副作用に眠気を呈する薬剤として向精神薬，抗アレルギー薬，筋弛緩薬，抗パーキンソン病薬，抗てんかん薬などがある〔「4. 薬剤と自動車運転」(p45～50) 参照〕．これらを確認し，疾病のコントロールが良好かどうか，覚醒に影響があるような薬剤を服用しているような場合には，その自覚症状の有無を確認する．症状がある場合には薬剤の変更が可能かどうか検討する．

c. 画像所見

直近の画像を確認し，脳浮腫や血腫の残存などがないことを確認している．大脳皮質にかかる病巣がある場合には，てんかん発作の可能性について脳神経外科医などの意見も参考にして検討する．てんかん発作の生じる可能性が高いと判断された場合，もしくは予防的に抗てんかん薬を内服している場合には，てんかん発作がある場合に準じて2年間発作がないことを経過観察にて確認したのちに運転再開を検討している．

d. 身体機能

脳損傷後には片麻痺や失調，感覚障害などをきたすことが多い．これにより運転操作に支障をきたすことがある．その程度により，ハンドルにノブを取り付けたり，ウインカーやアクセル・ブレーキの左右を変更するなどのさまざまな器具の導入や改造で操作が可能となる．

自動車運転再開に必要な身体機能についてはわが国においてもいくつか報告がある．万歳ら[3]は脳卒中後に自動車を運転するためには短下肢装具があっても独歩可能であることが必要と報告している．進藤ら[4]は運転継続者の中には上肢が補助手や廃用手である者もいたが，全例が屋外歩行自立であったと報告している．東京都リハビリテーション病院で調査を行った武原ら[1]の報告でも，自動車運転を再開している脳損傷者の中に上肢が廃用手の者や歩行に装具と杖を必要とする者が含まれていた．これらのことから，装具の有無は関係なく，屋外歩行が自立していることを条件としている．

e. 視野障害，複視

脳損傷患者においては視放線や後頭葉の病巣で視野欠損が出現するが，この状態は法律的には問題とならない．しかし，視野障害と交通事故の関連性は高いという報告[5,6]がある．このことから筆者は両眼で補完できない視野障害がある脳損傷者に対しては運転再開を許可していない．また複視に関しては，日常生活において大きく支障がある場合には許可していない．

f. 失語症

失語症にはさまざまなタイプと程度があるが，橋本ら[7]は自動車運転許可の医学的指標として，「聴覚的・視覚的理解がおおむね良好，言語表出障害が軽度」としている．失語症患者においても道路標識の理解ができること，交通事故などの場合にも状況説明ができることは必要であると考えている．状況説明はドライブレコーダーの設置や健常者の同乗を依頼するなどで補足できる．

②PT での評価

PT では Functional Reach Test（健側上肢），Timed Up & Go Test，片脚立位時間，Functional Balance Scale，10 m 歩行を評価している．おおむね 20～40 分程度で終了する．

③OT での評価

OT では高次脳機能障害の評価として Mini-Mental State Examination（MMSE），Trail Making Test（TMT），Paced Auditory Serial Addition Test（PASAT），Kohs-IQ，Behavioural Inattetion Test（BIT），Wechsler Adult Intelligence Scale-Ⅳ

（WAIS-Ⅳ）の符号，Wechsler Memory Scale-Revised（WMS-R）の図形の記憶，視覚性対連合，視覚性再生，視覚性記憶範囲同順序，視覚性記憶範囲逆順序の神経心理学的検査，脳卒中後の自動車運転再開に特化した評価である Stroke Driver's Screening Assessment Japanese version（J-SDSA）を行い，その他に運転頻度，道交法違反歴などを聴取している．数回に分けて評価を行い，その間の指摘に対するフィードバックの入りやすさ，社会的ルールを遵守する社会性の有無，状況説明が可能かどうかのコミュニケーション能力，指示を守り続けることができるかどうかの注意の持続の可否などを評価している．おおむね 3〜4 回の訓練で終了する．

④ドライビングシミュレーター（DS）

東京都リハビリテーション病院では本田技研工業株式会社製のセーフティナビを使用した簡易型 DS と三菱プレシジョン社製の DS-7000R を，世田谷記念病院ではセーフティナビを使用している．いずれも 3 面ディスプレイにより広い視野でのリアルな運転環境が体感できる．また，方向指示器が設置されており，アクセルは左右どちらにも設定可能となっている．

危険予測体験では，操作方法やスピードコントロールに大きな支障がないかどうか，危険場面の予測や適切な回避行動が適切な反応速度でできているかどうか，一方向の刺激だけに注意が向きにくいことがないか，などを評価している．

DS ではワイド画面の画像と自身の身体が同調しない状態で操作することで，自動車酔いに近い状態となることがある．対処法として，施行時間を短縮することや十分な空調の確保，対象者とモニター間のスペースを十分に空けること，酔った場合には速やかに中止することなどが挙げられる．DS での評価に対して，患者によっては実車とは異なるためにその評価を受け入れ難いと訴えることがある．このような場合，DS で評価されている内容が自身の運転の操作技能だととらえている場合が多い．評価しているのは，操作技能だけではなく，危険を予測し適切に回避すること，繰り返しのミスの有無といった学習能力や，状況に応じた判断力，さらには患者の性格特性を確認し，評価時の気分や自身の身体の状態のセルフモニタリングの能力，高次脳機能の自己認識なども評価対象であることを患者と共有する．

⑤自動車教習所での実車練習

身体障害や高次脳機能障害について，運転再開のための判断基準および根拠を検討する試みが増えている．多くの報告では自動車教習所と協力し，DS 評価とともに実車運転も併せて評価しており，机上評価のみで運転の可否を判断するのは困難とされている．東京都リハビリテーション病院，世田谷記念病院のいずれでも環境的に実車評価を行うことは困難であり，現在は行っていない．しかし，実車で練習することは重要であると考えており，運転再開可能と判定した場合に自動車教習所でペーパードライバー講習を受講するように案内している．

地域や教習所によっては，路上評価は許可されず構内のみの運転しか許可されない場合もある．教習所に紹介する際にはその目的と症状などの情報共有を行うことも重要である．入院患者であれば教習所で訓練士が教習所教官とともに同乗し，教官からの指導内容をともにフィードバックするなどを訓練として診療報酬を得ることが可能だが，外来訓練では診療報酬の対応は困難となるため，現実的には実施が難しい．運転再開支援の対象となる患者は外来対応となるケースのほうが多く，今後の診療報酬の改定を期待したい．教習所を利用する際，身体障害がある場合には対応可能な教習車の有無，もしくは改造した自分の車の持ち込みが可能かどうかを確認するよう指導している．

3. 判定

神経心理学的評価においては「8. 運転にかかわる神経心理学的検査とその解釈」表6（p98）の基準値を超えていることを基本的な条件としている．失語症がある場合には，本来の数値よりも低めに評価されることがあるため，訓練場面や日常生活における対応などを考慮したうえで，判定を行うべきと考えている．最終的に運転外来担当医が試験コースとして練習で使用しないコースでDS場面を観察し，総合的に判断している．運転再開の可否および運転再開時の注意点などを本人，家族に説明している．

参考文献

1) 武原 格・他：脳卒中患者の自動車運転再開についての実態調査．日交通科協会誌 **9**：51-55，2009.
2) 一杉正仁：薬剤と自動車運転．脳卒中・脳外傷者のための自動車運転（林 泰史，米本恭三監），第2版，三輪書店，2016，pp42-47.
3) 万歳登茂子・他：社会生活に関連した動作—自動車運転．総合リハ **20**：907-910，1992.
4) 進藤伸一・他：脳卒中後遺症者の自動車運転の実態．理療研 **7**：54-64，1990.
5) Rubin GS et al：A prospective, populayion-based study of the role of visual impairment in motor vehicle crashes among older drivers, the SEE study. *Invest Ophrhalmol Vis Sci* **48**：1483-1491, 2007.
6) Johnson CA et al：Incidence of visual field loss in 20,000 eyes and its relationship to driving performance. *Arch Opthalmol* **101**：371-375, 1983.
7) 橋本圭司・他：脳血管障害者の自動車運転—医学的問題点と運転許可の指標．作療ジャーナル **36**(1)：8-14，2002.
8) Lincoln NB, Fanthome Y：Reliability of the stroke drivers screening assessment. *Clin Rehabil* **8**：157-160, 1994.
9) 三村 將・他 訳：SDSA脳卒中ドライバーのスクリーニング評価 日本版．新興医学出版社，2015.
10) 加藤貴志：SDSA 脳卒中ドライバーのスクリーニング評価—日本版 使用の実際．*Modern Physician* **37**(2)：107-110，2017.
11) 武原 格・他：脳損傷者の自動車運転再開に必要な高次脳機能評価値の検討．*Jpn J Rehabil Med* **53**：247-252，2016.

column

家族教室について

東京都リハビリテーション病院リハビリテーション科 武原 格

患者や家族は，脳卒中後の自動車運転再開に関する情報を求めている．しかし，医療職でない患者や家族が必要な情報を得ることは容易ではない．そのような状況の中，適切な情報を提供する場として家族教室は有用である（図 1）．

自動車運転再開に関する家族教室のお知らせ

知っていましたか？

脳卒中など身体に影響のあるご病気をした場合、
運転を再開するためには適性相談を受けることが
推奨されています。

趣味・仕事・家事など、生活の一部として今まで自動車を運転されていた方も多くいらしたと思います。入院中に免許の更新が迫っている方・退院後も運転を考えている方やそのご家族様へ、
①運転を再開する流れ②現状の制度③運転再開の注意点とリスクなどを簡単にご説明したいと思います。ご家族様と一緒にご参加ください。

日時:	○年×月△日 16:30〜17:00
場所:	作業療法室
対象者:	ご家族もしくはご家族とご本人様
参加方法:	参加用紙を前日までに作業療法の各担当まで提出

＊家族教室は、個々の運転再開の可否の判断をするものではありません。

担当者: ○○ ●● ○○ ●●

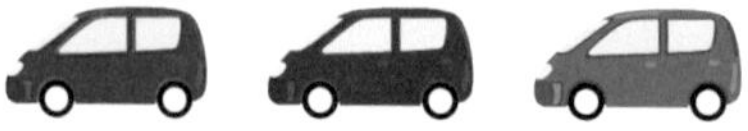

図 1 家族教室のお知らせポスターの例

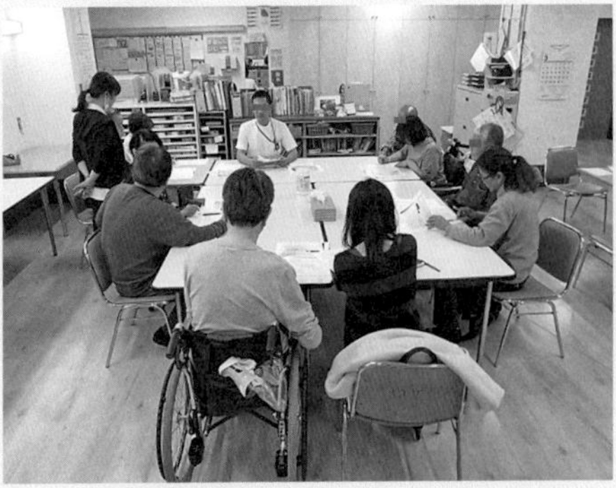

図２　家族教室の様子

家族教室では，運転を再開できる目安，運転を再開する流れ，実際の適性相談や相談窓口，国や地方自治体などの主な税制度や貸付助成割引など，運転再開時の注意点とリスクについても説明している．特に免許取得時と明らかに身体状況に変化が生じた際には適性相談をすることが推奨されていることを伝えており，適性相談をせずに免許更新を行うことや運転再開をすることを防ぐ努力をしている．家族教室の参加者は同じような疾患をもつ患者や家族であり，同じように運転再開について悩んでいることも多い．そのため，当院から情報提供をするだけでなく，患者と家族が運転再開に関する意向や不安を話し合うよい機会となっている．また，患者や家族からの質問も多くあり，セラピストがそれらの意見を把握する場ともなっている（図2）．

多くの患者と家族がともに運転再開を希望しているものの，中には本人は不安を感じていないが家族が心配しているなど，本人と家族の運転再開への認識にずれが生じている場合もある．そのため，家族教室は運転再開に関して本人・家族の話し合いの場を提供しているといってもよいだろう．運転再開可能な場合もそうでない場合も，区別なく運転再開に向けた情報を提供することで，運転再開を考える前に達成すべき課題や必要な手順をより具体的に把握できる．

東京都リハビリテーション病院入院患者全員を対象としたア

ンケート調査では，家族教室開催前は自動車運転再開に関する説明に対し「十分な説明だった」と回答した割合が13%であったが，家族教室開始後には75%まで増加した．これは家族教室の実施で必要な情報をより得やすくなったことに加えて，院内での取り組みにより医師や療法士の自動車運転再開に対する意識が高まり，話題に上がる機会が増えたことが要因であろうと感じている．

11 自動車教習所との連携と実際

本項のポイント

- 自動車教習所との連携は，院内（あるいは施設内）での運転能力評価の後に，実車評価を目的に行われる．
- 医療機関は，教習所との綿密な打ち合わせの後，役割分担，責任の所在を明確にしておく必要がある．

東京慈恵会医科大学附属第三病院リハビリテーション科 渡邉 修
コヤマドライビングスクール二子玉川 森 早穂

はじめに

脳卒中後の自動車運転再開のための運転能力評価は，院内評価と実車評価に分けることができる．前者は，病院内あるいは施設内で行われる医学的評価（病歴，診察，視覚・聴覚検査，画像検査）や神経心理学的評価を指し，後者は，教習所内あるいは市街地での実車運転評価を指す．本項では，実車評価を目的として医療機関が自動車教習所との連携を行う取り組みを紹介する．

◇東京慈恵会医科大学附属第三病院での脳卒中者の運転再開に向けての評価手順

脳卒中後に運転能力評価を行う場合，図１の手順で行っている．すなわち，まず，安全運転のための必要条件（医学的に安定，日常生活の自立，障害の理解，代償方法を習得，感情面の安定）が備わっていることを確認し，次いで，脳 CT/MRI 所見から，左右の大脳半球，特に両側前頭葉，右頭頂葉

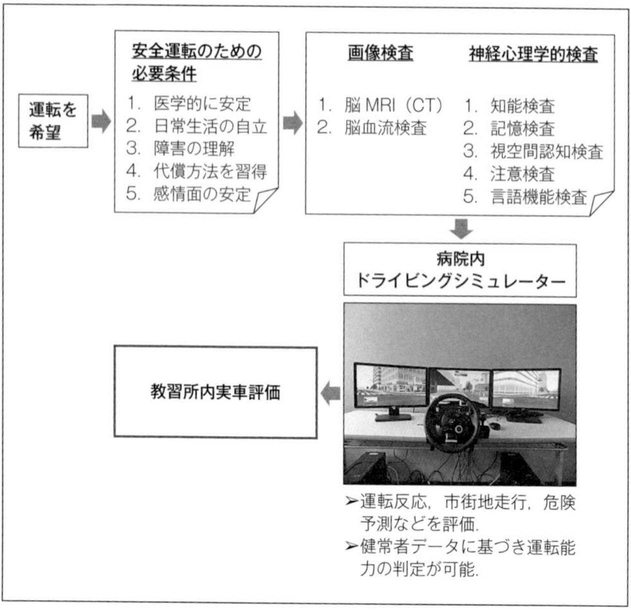

図 1　東京慈恵会医科大学附属第三病院での運転再開までの流れ

の損傷があっても，限局し小病変であることを確認する．さらに，神経心理学的検査を行い，基準値をおおむね下回っていないことを確認する．そして，以上の条件が満たされた場合に，教習所に実車運転能力の評価を依頼する．

◇実車評価

教習所では，助手席に運転能力評価の資格を有する技能検定員が座り，助手席でもブレーキ操作が可能な車を使って，実車運転の能力評価を行う．技能検定員は，あらかじめ決められたチェックシートに基づき，運転中の技能評価を行う．自動車は，障害に合わせてアクセル，ブレーキの位置を変更する．そして，最終的に運転が制限なく可能なのか，運転に対し何らかの工夫（混雑時間帯を避ける，運転時間の短縮，運転頻度を減らす，運転地域の限定，夜間の運転禁止，悪天候では運転しない，速度に制限を設ける，高速道路は避ける，家族が同乗する，など）を要して可能なのか，自動車に改造を要するのか，さらに運転の練習を要するのか，などのアドバイスを行う．

◇教習所への情報提供

東京慈恵会医科大学附属第三病院では，患者の個人情報を教習所に提出することについて，患者と家族から書面で承諾を得た後，図 2 に例示した医療情報提供書を教習所に送付している．この中には，運転歴，過去の運転頻度，運転再開用途などとともに，医学的所見を平易に記す．

◇コヤマドライビングスクール二子玉川での取り組み

コヤマドライビングスクール二子玉川では，企業理念の 1 つである「福祉への取り組み」の一環として，肢体・聴覚・高次脳機能障害・知的障害・発達障害のある方への運転教育や評価を実施している．以下，本スクールでの高次脳機能障害者の運転再開への取り組みについて述べる．図 3 は，実車評価の流れである．

1. 実車評価時の事前情報について

対象者の事前情報として下記内容を確認する．

①運転歴
②違反・事故など
③運転再開用途
④疾患名・障害名
⑤病歴
⑥神経心理学的検査結果

院内での神経心理学的検査の数値によって再開可否の判断

利用者氏名　○○殿　**性別**　男　**年齢**　**職業**

住所　○市○町

運転歴　年　**運転頻度**

運転再開用途　プライベートの使用，可能なら仕事（農業）でも運転したい．

疾患名　頭部外傷

病歴

平成○年○月○日にオートバイ運転中に自動車と接触して受傷．重症頭部外傷でした．A 病院へ搬送され，急性期の治療を受けました．受傷当時，大学生で，復学されましたが，高次脳機能障害（注意障害，遂行機能障害）により，転校され，その後，卒業されました．現在，日常生活は自立され，今後，農業の分野で仕事に就こうと考えておられます．
頭部 MRI では，両側前頭葉に散在性の挫傷瘢痕がみられます．

心理検査

WAIS-Ⅳ	全検査 IQ	119	言語理解	102	知覚統合	105	
	作動記憶	100	処理速度	98			
WMS-R	言語性	100	視覚性	90	全指標	95	
	注意集中	90	遅延再生	85			
他							

簡易ドライビングシミュレーター評価

○年○月○日ドライビングシュミレーター評価を実施いたしました．
【運転適性結果】普通（D；注意項目含む）
【運転能力測定結果】普通以上（市街地走行；事故なし）
・全体的には丁寧な運転という印象．
・指示理解は良好だが，一度に大量の情報が入ると処理に少し時間を要す．
・長時間の運転となると易疲労性という点で実車ではどうか．
・事故はなかったが，反応速度がやや遅く実車ではどうか．

障害の特徴

目立った高次脳機能障害はありません．ご自分で農業体験も各地でされ，今後は，農業の分野での就労を考えておられます．時に易疲労性があります．煩雑な作業内容で，注意がとぎれる可能性があります．

令和　○　年　○　月　○　日

責任者　○

図 2　医療情報提供書の例

はできないが，実車評価の精度向上のためにも検査結果の情報は必要と考えている．

⑦シミュレーター評価

⑧障害の特徴

⑨指導上の注意点

運転中の判断や失敗が，元々の個癖なのか，高次脳機能障

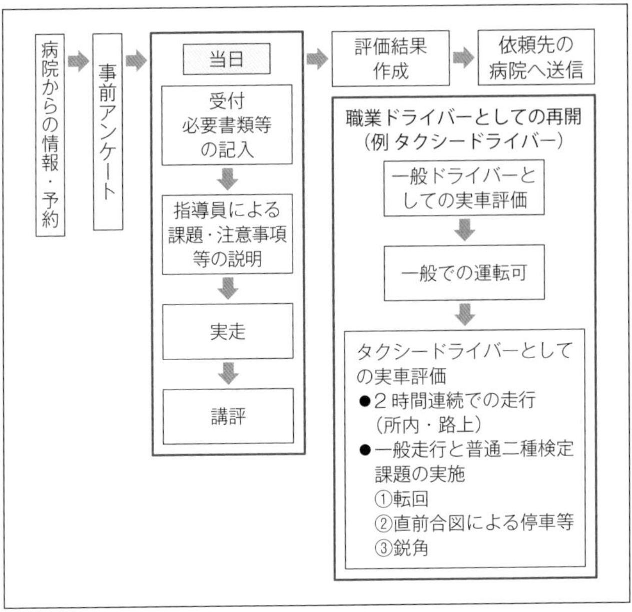

図 3　コヤマドライビングスクール二子玉川における実車評価の流れ

害に起因するものなのかの判断が難しい場合がある．短時間での走行により評価を行うため，前述の事前情報を基に，重点的に観察したい課題を多く取り入れるなどの配慮をしている．たとえば，「配分性注意障害」との情報があれば二重課題として会話しながらの走行を多くする．「左半側空間無視（改善されている場合を含む）」や「左に麻痺がある」との情報があれば，車庫入れの課題については左バックより右バックを先に行い，左への注意が向くかどうかについて観察する．講評時には残存する障害と今回の運転結果を基に「後半の運転では疲れがみられ，ミスが多くなっていました．注意障害が影響している可能性もあるので，長時間の運転は避けてください」などのアドバイスを行う．

2. 実車評価の視点について

初対面の挨拶から観察が始まる．会話の受け答え・表情・車両への移動や乗車の仕方などを観察し，理解力や運動機能などを推察する．狭路や方向変換での車両感覚，交差点通過時や進路変更に伴う安全確認，左折・右折する際の通行位置や進路変更の有無とその方法など一般的な走行における観察の他，走行コースの教示やコースの状況により指導員が行う停止要請への対応・視点の配り方・ハンドルを握る強さや位置・方向指示器の操作の仕方などから，障害が影響していないかを観察する．

失敗については，自動車を停止させドアを開け，場合によっては降車して状況を確認してもらうなどして理解を促すこともある．高次脳機能障害は自覚することが難しい障害のため，実車であるからこそ本人が気づき理解することができることもある．また，失敗については指摘により改善できるかどうか，改善できない場合にはその点を気づかせ理解を促す指導を行う．病前との違い，障害を理解してもらうことも実車評価では大事な点と考え，運転を断念してもらうための評価ではなく，運転再開のプロセスの１つと考えている．

なお，実車評価を，コース内（所内）で行った結果は，必ずしも一般道の運転能力を反映するとは限らない．所内と路上の環境の差，慣れない自動車での走行など，普段の運転とは異なる．その点は考慮して実車評価を行っているが，運転再開後の実態調査を行っていないため同程度の事故率とは言えない．所内における実車評価により運転が可能となった場合でも，再開時には短時間の走行や明るい時間での走行等，様子を見ながらの再開が必要である．

おわりに

自動車運転の再開支援にあたり，今後，さらに実車評価の必要性は増すことが予想される．運転支援を行う医療機関は，連携が可能な教習所との話し合いを深めて良好な関係を構築し，役割分担や責任の所在を明確にして協働していくことが望ましい．

column

障害者マークについて

東京都リハビリテーション病院リハビリテーション科　武原　格

身体障害者標識（身体障害者マーク）（図1）は，普通自動車を運転することができる免許を受けた人で，肢体不自由であることを理由に当該免許に条件を付されている人が対象となる．

聴覚障害者標識（聴覚障害者マーク）（図2）は，普通自動車を運転することができる免許を受けた人で，政令で定める程度の聴覚障害のあることを理由に当該免許に条件を付されている人が対象となる．身体障害者標識は表示しなくても罰則はないが，聴覚障害者標識は表示しない場合は道交法違反となり，罰則がある．

図1　身体障害者標識

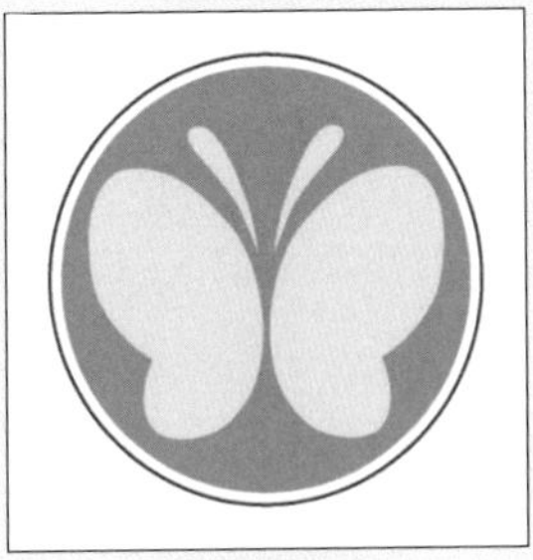

図2　聴覚障害者標識

12 職業運転再開に向けて

本項のポイント

- 職業運転者と一般運転者との違いは何か，第一種運転免許と第二種運転免許との違いについて知る必要がある．
- トラック・バス・タクシー業界では，運転者の減少傾向および高齢化が進み，高齢の職業運転者が業務を担い続けなければならない構造になっている．
- 職業運転者では自動車運転能力のみならず，適切な健康管理も要求される．
- 職業運転者では復職のために自動車運転の再開が必要であり，その実現のためには主治医，リハビリテーションスタッフのみならず，職場も含めた連携が重要になる．
- 現状では，職場において復職サポートを受けている人は少なく，脳卒中患者の復職に向けて職場の理解を広めていく必要がある．

公立甲賀病院循環器内科 井上拓也
東京都リハビリテーション病院作業療法科 大場秀樹

はじめに

脳卒中による後遺症があっても，自動車運転の再開を希望する人は少なくない．Hitosugi らの調査では，脳卒中の後遺症でリハビリテーション病院に入院していた患者で，発症前に自動車を運転していた患者 118 人（平均年齢 59 歳）のうち，42 人（35.6%）は自動車の運転を再開していた．しかし，40 人（33.9%）は運転再開を希望していたにもかかわらず，運転の再開ができていないという実態が明らかになった[1]．一般の運転者であれば自動車運転の再開は日常生活の活動範囲を広げ，生活の質を高めることにつながる．また，自己効力感が高まることにより，復職への意欲も高まるといわれる[2)]．一方，トラックやバス，タクシー運転者といった職業運転者では，復職，特に現職復帰を果たすためには，自動車の運転が絶対条件となる．

脳卒中後の自動車運転再開支援については，海外で先駆的に取り組まれ始めたが，近年はわが国においても積極的に取り組む施設が増えており，研究報告も散見されている[1,3-7)]．しかし，職業運転者における復職に絞ると，筆者らの渉猟する限り，その報告はわずかである[6,7)]．本項では，職業運転者と一般運転者の違いについて述べたうえで，職業運転者の運転再開において注意すべき点について概説する．

◇職業運転者と一般運転者の違い

1. 職業運転者の定義

国土交通省の自動車輸送統計年報によると，自動車は輸送対象によって貨物自動車と旅客自動車に分けられる．貨物自動車とは，貨物の運送の用に供する自動車で，トラック，ライトバンなどを指し，旅客自動車とは，人の運送の用に供する自動車で，乗用車およびバスを指す．さらに，自動車は業態によって営業用と自家用に分けられる．営業用とは，他人の求めに応じて貨物または旅客を輸送する自動車で，トラック事業者，バス事業者，ハイヤー・タクシー事業者，軽車両などの運送事業者などが保有する自動車をいう．一方，自家用とは，営業用以外のもの〔たとえば自家の取り扱う貨物または当該自動車の所有者（または使用者）とその家族もしくは従業員などを輸送する自動車〕をいう[8)]．

したがって，職業運転者とは，狭義には貨物・旅客輸送目的かつ営業用であるトラック，バス，ハイヤー・タクシーなどの運転者を指し，広義には自家用も含め職業上で貨物・人員を運ぶために自動車を運転する者と考えられる．

2. 職業運転者の減少と高齢化

総務省の調査によると2021（令和3）年の時点で，トラック運送事業に従事する就業者数は約199万人で，このうちドライバーなど輸送・機械運転従事者は84万人と横ばいで推移している[9]．また，就業者の年齢構成をみると，40歳未満は全体の24.1%であり，40歳以上50歳未満が29.1%，50歳以上が45.2%を占め，高齢化が年々進んでいる[9]．バスについては，乗合バス運転者数が1976（昭和51）年をピークに減少傾向にあり，2018（平成30）年度の8.4万人はピーク時から25%減少している[10]．平均年齢は，2013（平成25）年で48.3歳であり，6人に1人が60歳以上である[11]．タクシーについては，1985（昭和60）年以降では，法人タクシー運転者が34万〜38万人台で推移していたが，2013（平成25）年以降は減少傾向であり〔2020（令和2）年：約24万人〕，平均年齢は令和2年で60.7歳である[12]．いずれの業界においても，運転者数は横ばいから減少傾向に加え，共通した問題点として高齢化が指摘されている．すなわち，高齢の職業運転者が業務を担い続けなければならないという構造になっている．

運転者の健康状態に起因する事案の報告件数（国土交通省）の推移をみると，トラック・バス・ハイヤー・タクシーの合計報告数は近年増加傾向であり，その原因疾患をみると脳血管・心血管疾患が約50%を占めていた[13]．このように，医学的・疫学的観点からは職業運転者の健康管理と事故の予防対策が重要であり，リハビリテーション医療の観点からは自動車運転の再開だけでなく安全を担保したうえでの復職が重要である．

3. 免許制度上の違い

2022（令和4）年版運転免許統計によると，日本国内の第一種運転免許（以下，第一種免許）保有者数は約8,000万人，第二種運転免許（以下，第二種免許）保有者数は約160万人である[14]．運転免許保有者数全体に占める割合としては約2%と一見少ないようだが，その絶対数は多い．第一種免許と第二種免許の本質的な違いは，後者が旅客輸送目的での運転に必須の免許であるという点である．道交法の第86条によると，「旅客自動車であるものを旅客自動車運送事業に係る旅客を運送する目的で運転しようとする者は，当該自動車の種類（大型，中型，普通など）に応じた第二種免許を受けなければならない」とある[15]．すなわち，バスやタクシーなどを旅客輸送目的で運転する場合に必要な免許が第二種免許である．第一種免許と第二種免許では適性試験や技能試験において，評価項目の多寡，判定基準の違いがあり，第二種免許においてより高い水準が求められる（表1，2）．ただし，免許取得時にはこのように第一種免許と第二種免許の相違が明確ではあるが，障害を有した後に運転を再開するにあたっては臨時適性検査を受ける必要がある一方で，技能試験は基本的に行われない．したがって，運転再開にあたっての運転技能の評価に関しては，第一種免許と第二種免許で相違はなく，一般運転者や個人事業の職業運転者であれば個々人の判断に委ねられ，被雇用の職業運転者であれば運転者個人に加えて職場の判断に委ねられているのが現状である．

また，事業用自動車においては，運転者自身に求められる運転免許の取得・更新の他に，事業者にも運転者の健康に関する日々の管理を求める法令があり，運転者の過労防止，乗務員，運行者台帳の管理，点呼時の運転者の健康状態確認，運行管理者の乗務可否判断などが盛り込まれている[16]．このように直接的には事業者が法的責任を負うものの，職業運転

表 1　自動車運転免許の適性試験

<table>
<tr><th rowspan="2">科目</th><th colspan="2">合格基準</th></tr>
<tr><th>第一種普通免許等
(仮免許を含み，右欄の免許を除く)</th><th>第二種免許および大型免許・中型免許
(仮免許を含む)，牽引免許</th></tr>
<tr><td>視力</td><td>視力（矯正視力を含む，以下同じ）が両眼で 0.7 以上，かつ，一眼でそれぞれ 0.3 以上であること又は一眼の視力が 0.3 に満たない者若しくは一眼が見えない者については，他眼の視野が左右 150 度以上で，視力が 0.7 以上であること.</td><td>視力が両眼で 0.8 以上，かつ，一眼でそれぞれ 0.5 以上であること.</td></tr>
<tr><td>色彩識別能力</td><td colspan="2">赤色，青色及び黄色の識別ができること.</td></tr>
<tr><td>深視力</td><td></td><td>三桿法の奥行知覚検査器により 2.5 m の距離で三回検査し，その平均誤差が 2 cm 以下であること.</td></tr>
<tr><td rowspan="2">聴力</td><td colspan="2">両耳の聴力（補聴器により補われた聴力を含む.）が 10 m の距離で，90 デシベルの警音器の音が聞こえるものであること.</td></tr>
<tr><td>両耳の聴力が 10 m の距離で，90 デシベルの警音器の音が聞こえるものではないが，法第九十一条の規定により，運転する普通自動車の進路と同一の進路及び進路を運転者席の反対側に変更しようとする場合にその変更した後の進路と同一の進路を後方から進行してくる自動車等を運転者席から容易に確認することができることとなる後写鏡を使用すべきこととする条件を付すことにより，当該普通自動車の安全な運転に支障を及ぼすおそれがないと認められること.</td><td></td></tr>
<tr><td>運動能力</td><td colspan="2">一　令第三十八条の二第四項第一号又は第二号に掲げる身体の障害がないこと.
二　一に定めるもののほか，自動車等の安全な運転に必要な認知又は操作のいずれかに係る能力を欠くこととなる四肢又は体幹の障害があるが，法第九十一条の規定による条件を付すことにより，自動車等の安全な運転に支障を及ぼすおそれがないと認められること.</td></tr>
</table>

自動車等の運転に必要な適性についての免許試験および合格基準（原付免許及び小型特殊免許については省略）．〔道路交通法施行規則（適性試験）第二十三条より引用改変〕

表 2　自動車運転免許の技能試験

免許の種類	項目	合格基準
〈第一種〉 大型免許 中型免許 普通免許	一　道路（高速自動車国道及び自動車専用道路を除く．以下この表において同じ．）における走行（発進及び停止を含む．）	70％以上の成績であること．
	二　交差点の通行（右折及び左折を含む．以下この表において同じ．）	
	三　横断歩道の通過	
	四　方向変換又は縦列駐車	
〈第二種〉 大型免許 中型免許 普通免許	一　道路における走行（発進及び停止を含む．）	80％以上の成績であること．
	二　交差点の通行	
	三　横断歩道の通過	
	四　人の乗降のための停車及び発進	
	五　方向変換又は縦列駐車	
	六　鋭角コースの走行	
	七　転回（普通免許のみに課される項目で，大型・中型免許にはない）	

〔道路交通法施行規則（技能試験）第二十四条より引用改変〕

者では自動車運転能力のみならず，健康に関する適切な管理も要求されることになる．ただし，てんかんや睡眠時無呼吸症候群など一定の病気に関しては第一種免許，第二種免許とも同様の法的責任を有する．

◇職業運転者の運転再開において注意すべき点

Rababi らは，脳卒中や一過性脳虚血発作（transient ischemic attack；TIA）を経験した職業運転者の自動車運転再開について，医学的根拠をもとに提言をまとめた．これによると，大きく分けて 3 つの提言がなされている[6)]．

① TIA または軽度脳卒中を経験した職業運転者は，脳虚血発症後 1 年間は職業運転を許可されるべきではない．これは，発症後最初の 1 年間においては，脳虚血再発の相

対危険度が高いからである．

②TIAまたは軽度脳卒中を発症してから1年以上経過した職業運転者は，TIAおよび脳卒中の診断と治療に精通した医師による精神および身体機能検査を受けるべきである．そして，実車試験を含めた運転再開前検査に合格し，さらに1年以上交通違反がないことを認められたうえで，職業運転の再開を許可されるべきである．

③神経心理学的検査は，運転再開の試験に合格する者を見分けるのに有用な手段である．しかし，脳卒中後の自動車運転事故の可能性を予測できるか否かについては明らかではない．

以上のように，海外では職業運転者に対して一定の見解が示されているものの，わが国では職業運転者の復職に向けた包括的な判断基準はなく，個々に対して適切な方法を模索しながら対応しているのが現状である．

ここで，筆者らが職業運転者7人（タクシー運転者5人，トラック運転者2人）に対して自動車運転再開支援（主に，ドライビングシミュレーターでの訓練を含む作業療法）を行った経過を示す（表3）．これらの症例は，いずれも2013（平成25）年5月から2016（平成28）年3月に東京都リハビリテーション病院で自動車運転再開支援を行った患者である．退院時の神経心理学的検査の結果を先行研究で示された暫定基準値と比較し，退院後にアンケート調査によって自動車運転再開状況と復職状況を調査した．

症例の選択基準は，医学的に安定していること，屋外歩行および日常生活動作が自立していること，視野欠損がないこと，自動車運転を希望していることとした．アンケート調査の結果，運転を再開できていたのは，7人中5人であり，タクシー運転者のうち2人は運転が再開できていなかった．復職に関して，現職に復帰（運転者として復帰）できていたのは，

表3　職業運転者の神経心理学的検査結果および運転再開・復職状況

症例	職種	年齢	診断	障害	神経心理学的検査結果*	運転再開	復職状況	職場におけるサポート
1	タクシー	64	左被殻出血	右片麻痺 失語	適合	○	現職復帰	無
2	タクシー	66	多発性脳梗塞	両側失調	部分適合	○	現職復帰	有
3	タクシー	62	脳梗塞	左片麻痺 高次脳機能障害	適合	×	無職	無
4	タクシー	54	脳梗塞	右片麻痺 構音障害	適合	○	現職復帰	有
5	タクシー	38	右被殻出血	左片麻痺	適合	×	配置転換： 非運転業務	有
6	トラック	69	右被殻出血	左片麻痺	適合	○	現職復帰	無回答
7	トラック	32	脳挫傷	高次脳機能障害	適合	○	配置転換： 非運転業務	有

*武原ら[5]が示した暫定基準値との比較：すべての項目が基準値を上回れば「適合」とし，下回る項目があれば「部分適合」とした．

タクシー運転者3人，トラック運転者1人であり，配置転換という形で復職していたのはタクシー運転者，トラック運転者でそれぞれ1人ずつであった．脳卒中発症前に個人タクシーを営んでいた1人は廃業していた．職場におけるサポートがあったのは，タクシー運転者で3人，トラック運転者で1人であった．神経心理学的検査としては，武原らが行った先行研究にならい，認知機能，遂行機能，注意機能，記憶を評価する各種検査を行い暫定基準値（「8. 運転にかかわる神経心理学的検査とその解釈」表6，p98）と比較した[5]．その結果，基準値を下回ったのは，症例2において記憶の検査であるWMS-R視覚性記憶範囲（逆順序）だけであった．それ以外の症例では，すべて基準値を満たしていた．

以上のアンケート調査および神経心理学的検査結果のまとめとして，以下の4点が挙げられる．

①職業運転者では復職のために自動車運転の再開が必要であり，その実現のためには主治医，リハビリテーションスタッフのみならず，職場も含めた連携が重要になる．
②すべての人が職場においてサポートを受けられていたわけではないため，脳卒中患者の復職に向けて職場の理解を広めていく必要がある．
③神経心理学的検査の結果は運転再開を検討するうえで有用ではあるが，絶対的な基準はなく，机上の検査のみで運転の可否を判断すべきではない．
④運転再開は，日常生活状況やドライビングシミュレーターでの運転能力などを含め，総合的に判断する必要がある．

脳卒中罹患後のタクシー運転再開についての症例報告では，ドライビングシミュレーターでの訓練で実際の職務を想定し，複数課題を同時に処理するという取り組みが実践的な介入になり得ると示唆されている．また，職務復帰のプロセスに関しては，非運転業務から再開して段階的に作業内容の難易度を高め，最終的にタクシー運転業務に至った症例が複数紹介されている[7]．

このように，運転技能を高める要素の強い従来の能力障害に対するリハビリテーション訓練に加え，職務復帰のプロセスに関しても適切な助言を患者に与えることが職業運転の再開に特に重要になると考えられる．また，脳卒中患者の職務復帰に関しては，知能や記憶などの高次脳機能といった個人要因の他に，職場・職務要因，会社運営要因，社会要因などの影響が大きいとされる．事業者は従業員の復職に対する配慮を行い，さらに，その健康を確保する義務がある．以前は，従業員の物理的安全を守るという観点から事業者の責任が考えられていたが，近年では，身体的な健康だけでなく，精神的な健康を含めた広い観点から考えられるようになった[16]．

事業者は事故防止のために運転者の健康に配慮すべきであり，可能であれば産業医の協力を得ることが望ましいと考えられる[17]．産業医は職場の中で，復職の可否の判断や回復の度合いによって作業管理上の配慮を決めるなど，医学的な情報に基づいて復職支援に多大な役割を果たすことができる立場にあり，産業医との連携が良好な場合はそうでない場合に比べて約7.5倍も復職に有利であったという報告もある[18,19]．

しかし，現状では，タクシー業界では事業者のほとんどが中小企業で，従業員が50人未満の事業者が約88％を占め〔2020（令和2）年〕，トラック事業者に至っては99％以上が中小企業で，従業員が50人以下の事業者が約91％を占める〔2021（令和3）年〕[20,21]．産業医は常時50人以上の労働者を使用する事業場において配置することが義務付けられており，その規模の企業は少ないことがわかる．また，厳しい労働環境がタクシー事業者全体に共通しているため，健康起因事故の予防を推進する経済的余裕がないことも指摘されている[22]．今後は輸送業界全体や行政が復職をバックアップする体制が必要であろう．

参考文献

1）Hitosugi M et al：Support for stroke patients in resumption of driving：patient survey and driving simulator trial. *Int J Gen Med* **4**：191-195, 2011.

2）徳本雅子・他：脳卒中患者が新規就労・仕事定着に至る過程における気持ちの変化の特徴に関する探索的研究．日職災医会誌 **63**：41-49，2015.

3）Sivak M et al：Driving and perceptual/cognitive skills：behavioral consequences of brain damage. *Arch Phys Med Rehabil* **62**：476-483, 1981.

4）Legh-Smith J et al：Driving after stroke. *J R Soc Med* **79**：200-203, 1986.

5）武原 格・他：脳損傷者の自動車運転再開に必要な高次脳機能評価値の検討．*Jpn J Rehabil Med* **53**：247-252，2016.

6）Rabadi MH et al：The safety of driving a commercial motor vehicle after a stroke. *Stroke* **41**：2991-2996, 2010.

7）大場秀樹・他：脳卒中罹患後のタクシー運転再開と望ましいリハビリ

テーションについての検討．日交通科会誌 **16**：46-54，2017.
8) 国土交通省：自動車輸送統計年報 第53巻 第13号 平成27年度分，2016.
9) 公益社団法人 全日本トラック協会：日本のトラック輸送産業　現状と課題，2022.
10) 国土交通省：数字で見る自動車2020　バス事業の従業員総数と走行キロ当たりの従業員数の推移（乗合・貸切）：https://www.mlit.go.jp/common/001351810.pdf（2023年10月10日閲覧）
11) 国土交通省：バスの運転者を巡る現状について 平成26年4月25日 自動車局：https://www.mlit.go.jp/common/001038072.pdf（2023年10月10日閲覧）
12) 一般社団法人 全国ハイヤー・タクシー連合会：TAXI TODAY in Japan 2022：http://www.taxi-japan.or.jp/pdf/Taxi_Today_2022.pdf（2023年10月10日閲覧）
13) 国土交通省自動車局 自動車運送事業に係る交通事故要因分析検討会：事業用自動車の運転者の健康管理マニュアル，2014.
14) 警察庁交通局運転免許課：運転免許統計（令和4年版），2023.
15) 笠原悦夫・他：職業運転とその適性判断．*Prog Med* **32**：1659-1664，2012.
16) 馬場美年子・他：タクシー運転者の健康管理と事業者の責任について【1】健康起因事故を予防するために．労働科学 **89**：12-17，2013.
17) 岡崎哲也：高次脳機能障害のリハビリテーションと職場復帰．脳卒中 **35**：139-142，2013.
18) 橘 智弘，豊永敏宏：脳卒中患者の復職支援．*Mod Physician* **34**：832-837，2014.
19) 田中宏太佳，豊永敏宏：脳卒中患者の復職における産業医の役割―労災疾病等13分野医学研究・開発，普及事業における「職場復帰のリハビリテーション」分野の研究から．日職災医会誌 **57**：29-38，2009.
20) 全国ハイヤー・タクシー連合会：各種規模別事業者数（令和2年度末）：http://www.taxi-japan.or.jp/pdf/toukei_chousa/kibobetujigyousyasuu2.pdf（2023年10月10日閲覧）
21) 国土交通省：令和3年度 貨物自動車運送事業者数（規模別）：https://www.mlit.go.jp/common/001459429.pdf（2023年10月10日閲覧）
22) 一杉正仁・他：タクシー運転者における健康起因事故の予防対策についての実態調査 運転者と事業所の対応について．日交通科会誌 **15**：50-57，2016.

column

地域移動支援

東京都リハビリテーション病院作業療法科 大場秀樹

地域の移動支援は，個別支援（当事者自身への支援）と地域支援（地域・社会への支援）に分けて指導や援助を行う．

個別支援は，歩行における杖や歩行器といった歩行補助具の選定，公共交通機関の利用，自転車，電動車椅子などの手段を獲得するために介入を行う．自動車での移動が主である高齢者には，元気なうちから公共交通機関の利用を経験したり，定期的に利用して習慣として生活に取り入れ，事前に備えるように働きかける．しかし，自動車に代わる移動手段の確保は難しい現実がある．自動車運転が困難となった場合，当事者にかかわる支援者（作業療法士）は，安全運転が困難なことへの理解や納得を得ること，そして移動の代替手段の検討や心理面への影響を踏まえて生活を再構築し，生活の質や幅が損なわれないように関与する．

当事者のみならず，家族の介助で自動車での外出支援を行うことがある．比較的重度の障害があり，介護保険で多職種にて支援を行う場合，具体的な目標設定を行い，ケアプランにしっかりと反映させて評価や実行が確認できるようにする．

地域支援は，地域移動に関する地域づくりや新たな社会資源を開発するための支援である．地域のニーズに合わせて，住民主体，NPO，民間企業など多様な主体によるサービス提供に向けた支援を行う．たとえば，地域の通いの場の会場までの往復をご近所同士で見守り合えば，さりげない互助により参加が可能となる．つまり地域住民の支え合いは移動支援の１つであり，移動支援は地域づくりにつながる．

東京都町田市では，住民が主体となって，町田市地域巡回バス「くらちゃん号」を運営している．これは，自治会が中心となって日中使わずに空いているデイサービスの送迎バスを利用して，住民の移送を無料で行っている．そして，このくらちゃん号の立ち上げと継続支援に作業療法士が関与している．今後リハビリテーション領域において，個別支援のみならず地域づくりによる移動支援にかかわることが期待される．

13 地域における運転再開支援の必要性と実際

本項のポイント

- 障害者が運転を再開する際には，認知面，身体面，性格面，環境面の 4 側面すべてを考慮する必要があるが，環境面では特に「地域」を考慮した支援が必要である.
- わが国では，都市規模の小さい地域においては車の依存度が高く，免許自主返納への意識も小さい.
- 障害者の運転支援に関して，全国各地でのさまざまな取り組みがなされており，さらに国全体でのモデル事業も開始されている.

福井医療大学 小林康孝

はじめに

わが国の人口は，2010 年以降減少を続けており，2070 年には 9,000 万人を割り込むことが予測されている．また，高齢化率は約40％を占めるようになり，少子高齢化，人口減少に歯止めがかからない状況が続くと予想される[1]．労働力不足はそのまま地域路線バスなどの運転手不足につながり，路線の縮小により自動車運転ができない方々の生活範囲は大幅に狭められることとなる．また，この影響は公共交通機関の脆弱な地域においてはより顕著となる可能性が高く，これらの問題を全国一律にとらえることには問題がある.

障害者の社会復帰に欠かせない自動車運転の問題は，障害者支援を扱う医療者や工学者の間でも大きなテーマであり，各種学会等において議論が行われてきた．日本高次脳機能障害学会からは，高次脳機能障害が疑われる脳損傷者に対する

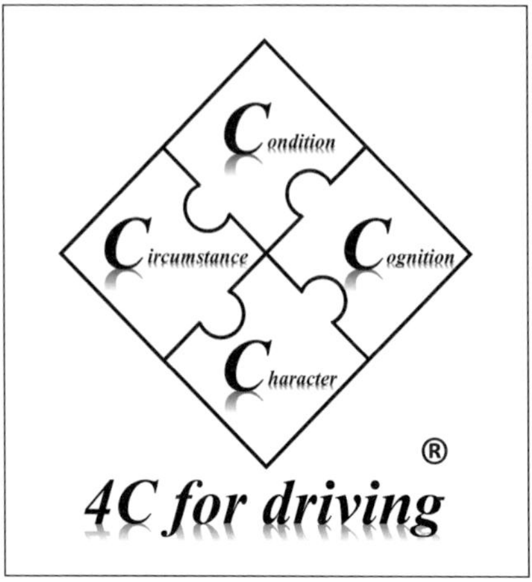

図１　運転再開の判断で考慮すべき４側面

運転再開判断についての指標[2]が提示されており，最終的には日常生活・社会生活の情報や観察を含めた総合判断の必要性が記載されている．運転再開には，認知，身体，性格，環境の４側面を考えた判断が必要であるが[3]（図１），環境についてはいまだ十分な検討はされていないのが現状である．佐藤ら[4]は，脳損傷者の運転再開行動には，公共交通機関が不十分であることと，代替ドライバーがいないこと，すなわち社会環境要因が強く影響していることを指摘した．本項では，環境の中核を成す「地域」を考慮した運転再開支援について述べる．

◎わが国の現状

内閣府の調査[5]によれば，外出手段として，大都市，中都市に比べ，小都市，町村では「自分で運転する自動車」「家族などが運転する自動車」の占める割合が多く，バスや電車の占める割合は少ないことが示された（図２）．また，外出の際に自分で運転する頻度に関しては，「ほとんど毎日運転する」

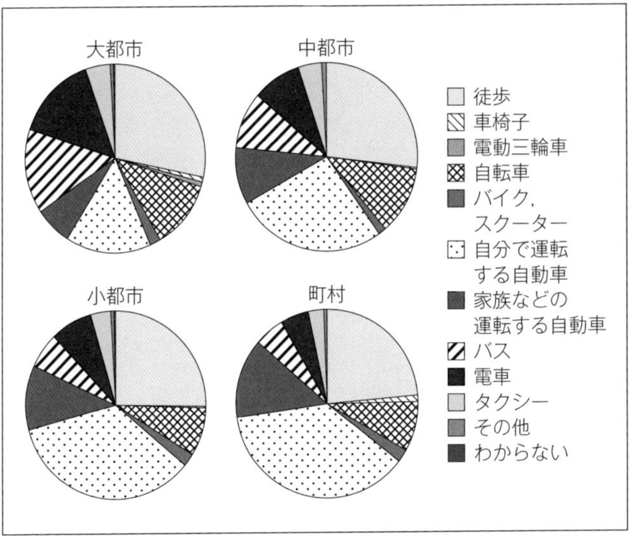

図２　外出する際に利用する手段（都市規模別）

（内閣府，文献５を一部改変）

とした人の割合は，「大都市」の50.0％に対し，「中都市」66.7％，「小都市」72.9％，「町村」75.5％と，都市規模が小さいほど毎日運転する割合が高くなった（図3a）．さらに，今後車を運転することについての考えとしては，「年齢や身体的な支障の有無にかかわらず，車の運転を続けようと思っている」人の割合は，都市規模が小さいほど高くなる傾向にあった（図3b）．このように，都市規模の小さい地域においては，車への依存度が高く，個人の意識にも影響していることが明らかとなった．

一方，自主返納に対する警察庁の調査[6)]によれば，都市規模が小さいほど「自主返納をしようと思ったことはない」と回答する者の割合が大きく，返納をためらう理由として，生活の不便さを挙げていた（図4）．

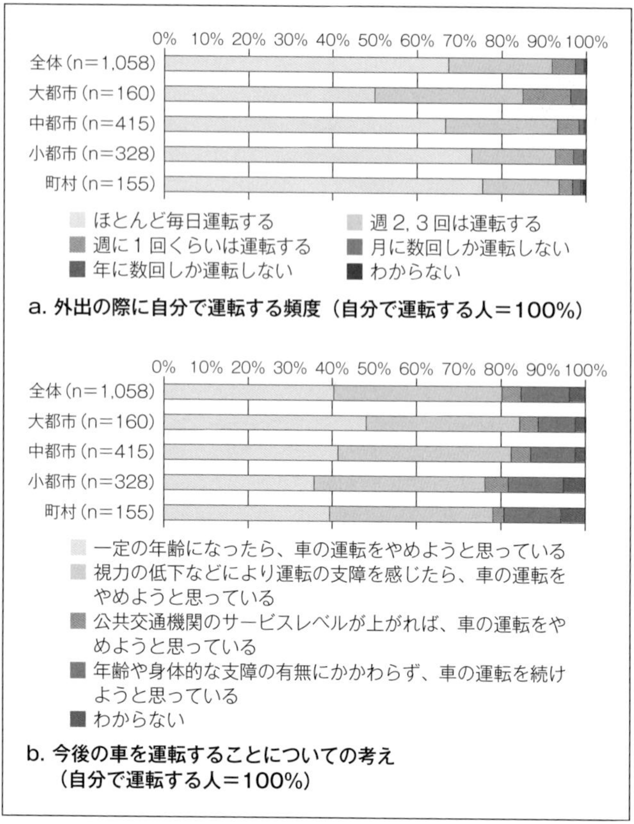

図 3　外出と運転に関する状況（都市規模別）

（内閣府，文献 5 を一部改変）

◇各地域での取り組み

日本作業療法士協会の調査[7)]によれば，全国で障害者運転再開支援を行っている医療機関は 384 施設であり，そのうちドライビングシミュレーター保有施設が 3 割，実車評価を行っている施設が 4 割であり，神経心理学的検査はほとんどの施設で用いられていた．運転支援を行っている主な施設の

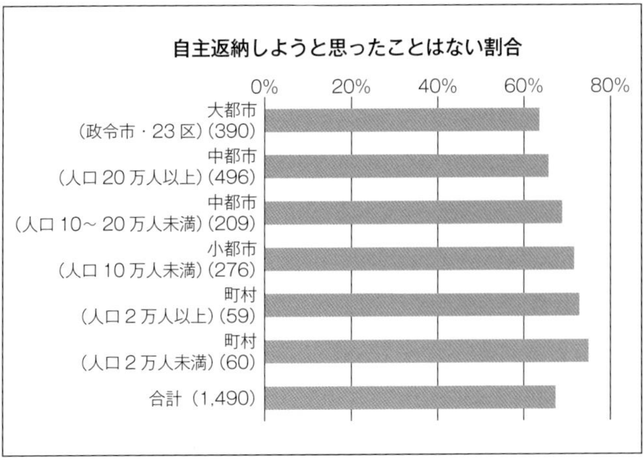

図4　**地域特性からみた自主返納への意識**

(警察庁，文献6を一部改変)

調査[8)]では，神経心理学的検査は多くがTMTやCATを中心とした注意検査を必須項目として行い，必要に応じてその他の検査を追加している．運転評価のgold standardとされる実車評価は，教習所との連携を必要とし，患者・支援者にとっては負担が大きい．一方，神経心理学的検査は，認知機能に問題がなく実車評価をする必要がない者，または認知機能が悪すぎて実車評価をするまでもない者の抽出に役立てることができる．ただし，前述のように運転再開判断に必要なのは認知機能だけではないため，身体，性格，環境も含めた総合判断が必要である．

実車評価を進めるに当たり，教習所との連携は必須であるが，すべての医療機関で行うことは難しく，実際には中核となる施設が行って各地域の医療機関と連携するのが現実的である．新潟県，岡山県，滋賀県など，医療機関と教習所の熱心な取り組みがなされている地域では，円滑な連携が構築されている[9)]．

産学連携を進めている地域もある．福岡県では，産業医科大学と九州産業大学が共同で開発したSimple Driving Simulator (SiDS)[10] は低コストで簡単に実施できるシミュレーターとして使用され，多施設共同でのデータ収集も行われた．富山県では運転行動を客観的に評価する装着型センサの開発[11] が，福井県では発話音声分析装置を用いて運転時疲労評価[12] が行われている．

人口や道路事情だけではなく，運転には降雨，積雪，アイスバーンなど，自然環境も大きく影響する．降雨量の増加につれて，降雨のない場合の運転パターンからの逸脱が大きくなるという報告[13] があり，降雨の多い地域では季節に応じた対応も必要である．また，降雪の多い北海道では，積雪環境での道路認識の研究[14] なども進められている．自然環境は，地域差が大きく影響する部分であり，自動運転開発に向けて地域の特性を考慮した取り組みが求められる．

さらに，明るさは注意機能に影響する環境因子として考慮せねばならない．夜間走行では健常者でも状況認知が遅れることが指摘されており[15]，街灯の少ない道路環境の多い地域では，注意障害を有するような脳損傷者に対して制限を加えることも必要と思われる．

◎日本全体での取り組み

国土交通省は，新モダリティサービス推進事業の先行モデル事業として，対象となる地域を①大都市型，②大都市近郊型，③地方都市型，④地方郊外・過疎地型，⑤観光地型の5つのタイプに分け，それぞれの地域特性に応じて，日本版MaaS (Mobility as a Service) の導入を支援している[16]．これは，スマホアプリなどを活用して複数の公共交通機関や移動サービスを組み合わせて一括で検索・予約・決済を行えるサービスである．官民ITS (Intelligent Transport Systems)

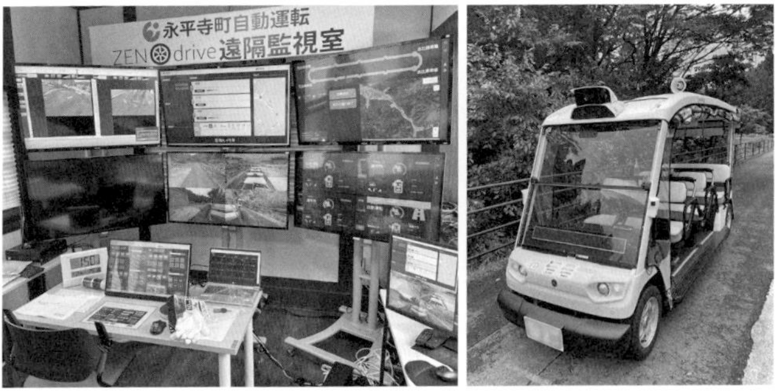

図５　自動運転サービス（永平寺町）

構想・ロードマップ2019では，MaaSに自動運転を取り入れた将来像が提示された[17]．

自動運転は，その程度によりレベル0～5に分類されている．すなわち，0：自動化なし，1：運転支援，2：部分運転自動化，3：条件付運転自動化，4：高度運転自動化，5：完全運転自動化であり，安全運転に係る監視・対応主体は，レベル0～2は運転者，3～5はシステムである．ただし，レベル3は作動継続が困難な場合に運転者主体となる．

日本の自動運転の現状としては，2023年段階ではレベル1の標準化とレベル2の運用が進められており，一部の地域ではレベル3の運用も始まっている．福井県永平寺町では，カート型の車両を使ったレベル4の自動運転のサービスが全国に先駆けて開始された．決められたルートの路面に「電磁誘導線」とよばれる設備を埋め込むことで完全に無人の状態でおよそ2kmの区間で利用客を乗せて運行している（図5）．将来的にレベル4，5の運用が全国各地で可能となれば，障害者の社会参加への大きな力となるであろう．

運転免許返納後の高齢者の生活や，コロナ禍による生活様式の変化に対応するという意味では，自動運転に寄せられる期待は大きいが，障害者・高齢者の尊厳や，自動車運転が就労に必要不可欠な場合など，リハビリテーション医療の観点からは問題解決とはならない側面がある．われわれ医療従事者としては，安全を担保したうえでの障害者・高齢者の自動車運転支援を引き続き推進する必要がある．そんな中，欧米で行われている「driver rehabilitation」が注目されている．運転技能の評価，再獲得に関する広範囲な治療的介入のことで，オンロード訓練やシミュレーター訓練などがある．日本ではこれまであまり普及してこなかったが，福島県では2017年よりオンロード実車訓練が進められている[18]．全国での症例蓄積によるエビデンス構築が待たれる．

◎今後の展開

脳損傷を中心とした障害者に対する運転再開支援は，多くの医療従事者や工学者などの努力により，地域の特性を生かしながら進められてきた．高齢者による痛ましい事故の報道がマスコミを賑わすことが多く，脳損傷者にとっても大きな問題である．しかし，リハビリテーション医療の観点からは，一様に運転を制限することは，当事者の社会参加や社会全体の生産性においても好ましいことではない．地域の特性も考慮したうえでの正しい評価や指導を行うことと，自動運転技術の進歩やMaasなどの公共サービス普及が望まれる．

また，欧米では，時間帯や運転範囲などの限定免許が存在する[19]．今後は，地域特性や障害に応じた限定免許のあり方も検討していくべきと思われる．

参考文献

1）厚生労働省：社会保障制度改革　我が国の人口について：https://www.mhlw.go.jp/stf/newpage_21481.html（2023年7月19日閲覧）
2）日本高次脳機能障害学会Brain Function Test委員会　運転に関する神経心理学的評価法検討小委員会：脳卒中，脳外傷等により高次脳機能障害が疑われる場合の自動車運転に関する神経心理学的検査法の適応と判断．高次脳機能研 **40**（3）：291-296，2020.

3) 小林康孝：住み慣れた地域での社会参加を目指して（第 4 回日本安全運転・医療研究会大会長講演）．日安全運転医療会誌 **1**（1）：2-6，2021.

4) Sato M et al：Social Environmental Factors Related to Resuming Driving after Brain Injury：A Multicenter Retrospective Cohort Study. *Healthcare*（*Basel*）**9**（11）：1469, 2021.

5) 内閣府：平成 30 年度　高齢化の状況及び高齢社会対策の実施状況 第 1 章 第 3 節 3 外出と自動車の運転に関する状況：https://www8.cao.go.jp/kourei/whitepaper/w-2019/zenbun/01pdf_index.html（2023 年 7 月 19 日閲覧）

6) 警察庁：運転免許証の自主返納に関するアンケート調査結果．平成 27 年度警察庁委託事業「刻々と変化する交通情勢に即応するための交通安全対策（高齢者講習に係る新たな制度及びその運用の在り方について）に関する調査研究」報告書：https://www.npa.go.jp/koutsuu/kikaku/koureiunten/kaigi/3/siryoh/shiryo4.pdf（2023 年 7 月 19 日閲覧）

7) 小倉由紀，藤田佳男：医療機関における運転と地域移動の支援実態と課題．OT ジャーナル **57**（2）：122-128，2023.

8) 小林康孝：自動車運転支援　超高齢化社会における医療介入　各都道府県における取り組み．治療 **104**（12）：1434-1437，2022.

9) 全日本指定自動車教習所協会連合会：高次脳機能障害を有する運転免許保有者の運転再開に関する調査研究報告書．2019：http://www.zensiren.or.jp/zenwp/wp-content/uploads/2019/04/3881c1f833df11f0c72c496cc4f9cf68.pdf（2023 年 7 月 19 日閲覧）

10) 合志和晃，加藤徳明：簡易型自動車運転シミュレーター（SiDS）の使用方法．高次脳機能障害者の自動車運転再開とリハビリテーション 2，（蜂須賀研二 編），金芳堂，2015，pp98-102.

11) 吉野 修・他：病院紹介―富山県リハビリテーション病院・こども支援センターの自動車運転再開の取り組み．日安全運転医療会誌 **2**（1）：24-29，2022.

12) 小林康孝：自動車運転時の覚醒度．高次脳機能障害者の自動車運転再開とリハビリテーション 3，（蜂須賀研二 編），金芳堂，2016，pp70-74.

13) Jiho Y et al：The effects of rainfall on driving behaviors based on driving volatility. *Int J Sustain Transp* **15**：435-443, 2021.

14) Vachmanus S et al：Multi-Modal Sensor Fusion-Based Semantic Segmentation for Snow Driving Scenarios". *IEEE Sensors Journal* **21**（15）：16839-16851, 2021.

15) 白柳洋俊・他：夜間走行時におけるドライバーの外発性注意の特性分析．交通工学論文集 **6**（2）：A_175-A_182，2020.

16) 国土交通省：公共交通政策　日本版 MaaS 推進・支援事業の実施について：https://www.mlit.go.jp/sogoseisaku/transport/sosei_transport_tk_000160.html（2023 年 7 月 19 日閲覧）

17) 高度情報通信ネットワーク社会推進戦略本部・官民データ活用推進戦略会議：官民 ITS 構想・ロードマップ 2019：https://warp.ndl.go.jp/info:ndljp/pid/12187388/www.kantei.go.jp/jp/singi/it2/kettei/pdf/20190607/siryou9.pdf（2023 年 7 月 19 日閲覧）

18) 豊倉 穣・他：脳障害者の自動車運転再開におけるドライバーリハビリ

テーション—福島県郡山地区における取り組み—．高次脳機能研 **42**(3)：301-309，2022.

19) 藤田佳男：自動車運転支援と多職種連携．リハ連携科学 **21**(1)：2-10，2020.

閲覧を推奨する
運転再開関連 WEB サイト一覧

※ 2024 年 4 月現在の情報を元に作成しています．最新の情報は各団体および官公庁のサイトをご参照ください．

❶「高次脳機能障害を有する運転免許保有者の運転再開に関する調査研究委員会報告書」（一般社団法人全日本指定自動車教習所協会連合会）

http://www.zensiren.or.jp/zenwp/wp-content/uploads/2019/04/3881c1f833df11f0c72c496cc4f9cf68.pdf

❷「運転免許証の自主返納・運転経歴証明書について」（警視庁）

https://www.keishicho.metro.tokyo.lg.jp/menkyo/korei/henno_keireki.html

❸「運転に関する神経心理学的評価法」（日本高次脳機能障害学会）

https://www.higherbrain.or.jp/research/driving/

❹「道路交通法」

https://elaws.e-gov.go.jp/document?lawid=335AC0000000105

❺「地域生活支援事業等実施要綱」（厚生労働省）

https://www.mhlw.go.jp/content/001084414.pdf

❻「身体障害者用物品に該当する自動車」（国税庁）

https://www.nta.go.jp/taxes/shiraberu/taxanswer/shohi/6214.htm

❼「バスの運転者を巡る現状について」（国土交通省自動車局）
https://www.mlit.go.jp/common/001038072.pdf

❽「我が国の人口について」（厚生労働省）
https://www.mhlw.go.jp/stf/newpage_21481.html

❾「平成 30 年度　高齢化の状況及び高齢社会対策の実施状況」（内閣府）
https://www8.cao.go.jp/kourei/whitepaper/w-2019/zenbun/01pdf_index.html

❿「運転免許証の自主返納に関するアンケート調査結果．平成 27 年度警察庁委託事業「刻々と変化する交通情勢に即応するための交通安全対策（高齢者講習に係る新たな制度及びその運用の在り方について）に関する調査研究」報告書」（警察庁）
https://www.npa.go.jp/koutsuu/kikaku/koureiunten/kaigi/3/siryoh/shiryo4.pdf

⓫「公共交通政策　日本版 MaaS 推進・支援事業の実施について」（国土交通省）
https://www.mlit.go.jp/sogoseisaku/transport/sosei_transport_tk_000160.html

⓬「官民 ITS 構想・ロードマップ 2019」（高度情報通信ネットワーク社会推進戦略本部・官民データ活用推進戦略会議）
https://warp.ndl.go.jp/info:ndljp/pid/12187388/www.kantei.go.jp/jp/singi/it2/kettei/pdf/20190607/siryou9.pdf

索引
Index

脳卒中後の自動車運転再開の手引き　改訂第２版
ISBN978-4-263-21888-4

2017年10月25日　第1版第1刷発行
2024年 5 月20日　第2版第1刷発行

編　者　武　原　　　格
　　　　一　杉　正　仁
　　　　渡　邉　　　修
発行者　白　石　泰　夫

発行所　医歯薬出版株式会社

〒113-8612　東京都文京区本駒込1-7-10
TEL. (03)5395-7629(編集)・7616(販売)
FAX. (03)5395-7609(編集)・8563(販売)
https://www.ishiyaku.co.jp/
郵便振替番号　00190-5-13816

乱丁，落丁の際はお取り替えいたします　　印刷・教文堂／製本・皆川製本所
© Ishiyaku Publishers, Inc., 2024. Printed in Japan

本書の複製権・翻訳権・翻案権・上映権・譲渡権・貸与権・公衆送信権（送信可能化権を含む）・口述権は，医歯薬出版㈱が保有します．
本書を無断で複製する行為（コピー，スキャン，デジタルデータ化など）は，「私的使用のための複製」などの著作権法上の限られた例外を除き禁じられています．また私的使用に該当する場合であっても，請負業者等の第三者に依頼し上記の行為を行うことは違法となります．

JCOPY ＜出版者著作権管理機構 委託出版物＞
本書をコピーやスキャン等により複製される場合は，そのつど事前に出版者著作権管理機構（電話 03-5244-5088, FAX 03-5244-5089, e-mail : info@jcopy.or.jp）の許諾を得てください．